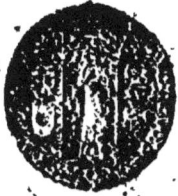

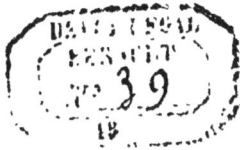

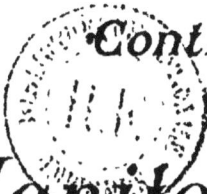

Contribution à l'étude

DES

Manifestations

Osseuses

De la Fièvre Typhoïde

(Revue Générale)

MONTPELLIER

G. FIRMIN, MONTANE ET SICARDI

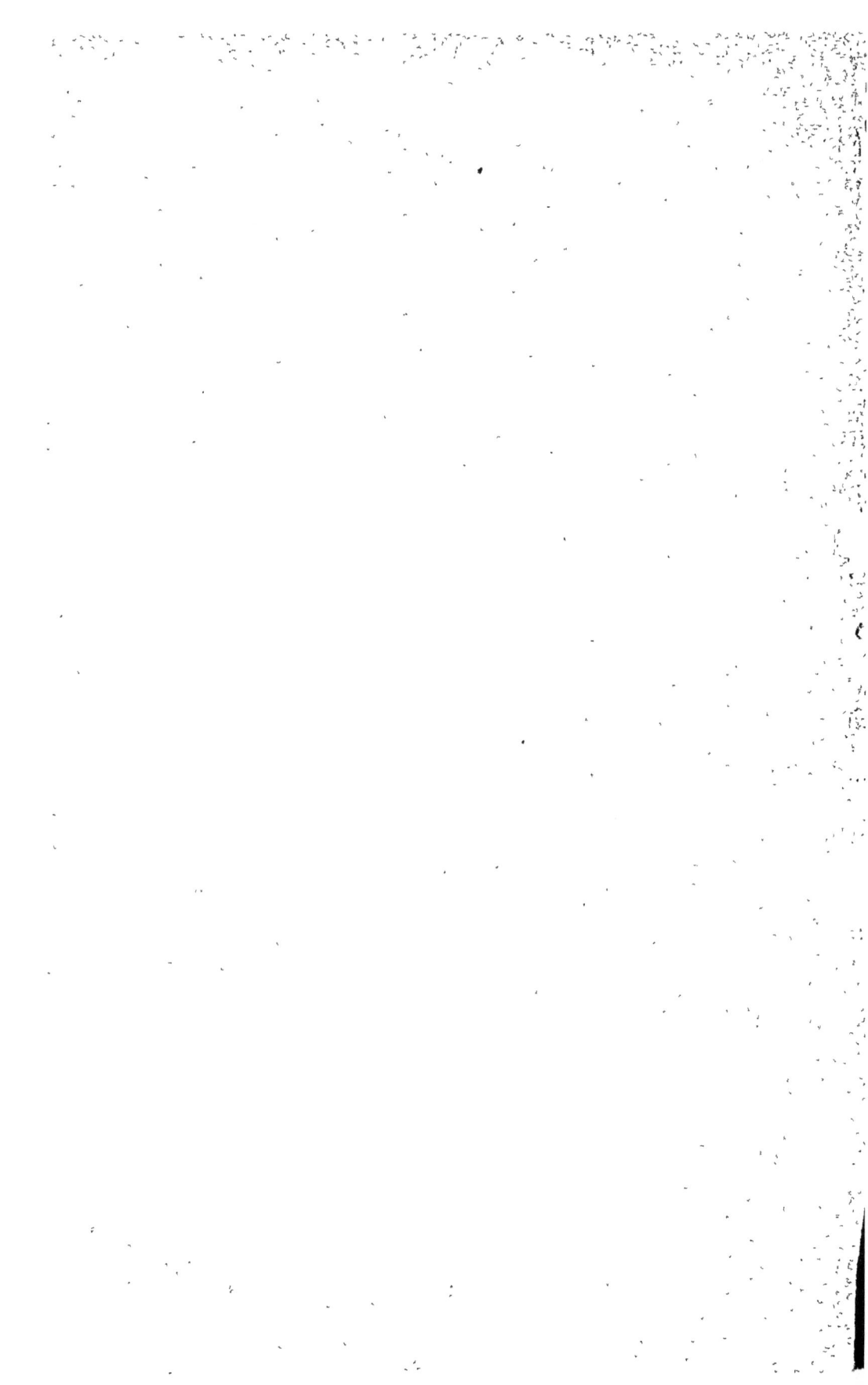

CONTRIBUTION A L'ÉTUDE

DES

MANIFESTATIONS OSSEUSES

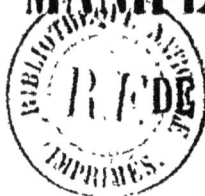

DE LA FIÈVRE TYPHOÏDE

(REVUE GÉNÉRALE)

PAR

A. PAGÈS

DOCTEUR EN MÉDECINE

INTERNE DES HÔPITAUX DE BÔNE (ALGÉRIE)

MONTPELLIER

IMPRIMERIE Gust. FIRMIN, MONTANE et SICARDI

Rue Ferdinand-Fabre et Quai du Verdanson

1905

PERSONNEL DE LA FACULTÉ

MM. MAIRET (✻) . . . . DOYEN
TRUC . . . . ASSESSEUR

Professeurs

Clinique médicale.	MM. GRASSET (✻)
Clinique chirurgicale	TEDENAT.
Clinique obstétric. et gynécol	GRYNFELTT.
— — ch. du cours, M. GUÉRIN.	
Thérapeutique et matière médicale. . . .	HAMELIN (✻)
Clinique médicale.	CARRIEU.
Clinique des maladies mentales et nerv.	MAIRET (✻)
Physique médicale.	IMBERT
Botanique et hist. nat. méd.	GRANEL
Clinique chirurgicale.	FORGUE.
Clinique ophtalmologique.	TRUC.
Chimie médicale et Pharmacie	VILLE.
Physiologie.	HEDON.
Histologie	VIALLETON
Pathologie interne.	DUCAMP.
Anatomie.	GILIS.
Opérations et appareils	ESTOR.
Microbologie	RODET.
Médecine légale et toxicologie	SARDA.
Clinique des maladies des enfants	BAUMEL.
Anatomie pathologique	BOSC
Hygiene.	BERTIN-SANS.

Doyen honoraire : M. VIALLETON.
Professeurs honoraires :
MM. JAUMES, PAULET (O. ✻), E. BERTIN-SANS (✻)
M. H. GOT, *Secrétaire honoraire*

Chargés de Cours complémentaires

Accouchements.	MM. VALLOIS, agrégé libre.
Clinique ann. des mal. syphil. et cutanées	BROUSSE, agrégé
Clinique annexe des mal. des vieillards. .	RAUZIER, Prof. adjoint.
Pathologie externe	DeROUVILLE, agrégé.
Pathologie générale	RAYMOND, agrégé.

Agrégés en exercice

MM. BROUSSE	MM. VIRES	MM. SOUBEIRAN
DE ROUVILLE	VEDEL	GUELIN
PUECH	JEANBRAU	GAGNIERE
GALAVIELLE	POUJOL	GRYNFELTT Ed.
RAYMOND	ARDIN-DELTEIL	

M. IZARD, *secrétaire.*

Examinateurs de la Thèse

MM. FORGUE. *président.*	MM. BROUSSE, *agrégé.*
BOSC, *professeur.*	ARDIN-DELTEIL, *agrégé.*

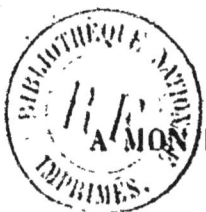

A MON PÈRE ET A MA MÈRE

Témoignage de profond amour
et d'éternelle reconnaissance.

A TOUS MES PARENTS

A. PAGÈS.

A MONSIEUR L. ROUYER

CHEVALIER DE LA LÉGION D'HONNEUR
DIRECTEUR DE L'HOPITAL CIVIL DE BONE

> *Hommage respectueux. Sa bienveil-*
> *lance et sa sollicitude à notre égard,*
> *restent au-dessus de tous nos efforts*
> *de reconnaissance.*

A MONSIEUR LE PROFESSEUR FORGUE

PROFESSEUR DE CLINIQUE CHIRURGICALE

> *Faible témoignage de notre gratitude*
> *pour le grand honneur qu'il nous fait en*
> *acceptant la présidence de notre thèse.*

A. PAGES.

A TOUS MES MAITRES

DE LA FACULTÉ ET DES HOPITAUX DE MONTPELLIER

A MONSIEUR LE DOCTEUR QUINTARD

MÉDECIN EN CHEF DE L'HOPITAL CIVIL DE BONE

Nous adressons nos vifs remerciements
pour les précieux conseils pris à l'école
de l'expérience et de la clinique.

A MESSIEURS LES DOCTEURS SILVE,
PÉTROLACCI, BOUDE

MÉDECINS TRAITANTS A L'HOPITAL CIVIL DE BONE

A. PAGES.

AVANT-PROPOS

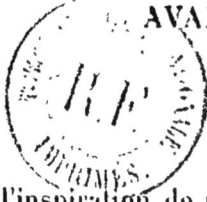

Sous l'inspiration de notre éminent Maître M. le professeur Forgue, nous avons entrepris l'étude des manifestations osseuses de la fièvre typhoïde, comme sujet de thèse inaugurale.

Au moment de clore par ce modeste travail nos études médicales, il nous est un agréable devoir, de venir témoigner notre reconnaissance à tous ceux qui par leurs conseils et leur amitié, prodiguant, sans compter, leur science et leur temps, nous permirent d'atteindre ce but poursuivi avec tant d'ardeur.

Nos remerciements vont d'abord aux Maîtres de cette Faculté, dont le précieux enseignement sut captiver notre esprit et nous rendre agréables des études souvent pénibles.

M. le professeur Sarda a bien voulu nous donner des marques d'intérêt ; qu'il soit assuré de notre gratitude pour l'affabilité avec laquelle il nous a accueilli et la condescendance qu'il a apportée à s'intéresser à nos études.

Nous conserverons toujours un bon souvenir du temps passé à l'Hôpital civil de Bône, où nous avons eu le bonheur de faire un long et instructif internat. Là aussi, nous avons rencontré des Maîtres érudits et bienveillants qui ont largement contribué à notre enseignement pratique :

au milieu des rapports les plus cordiaux et sous leur
aimable égide, nous avons appris à connaître les maladies
et à les traiter. Évoquant encore d'agréables souvenirs,
notre pensée va vers nos camarades d'internat, les docteurs
Arnaud et Favier ; des sentiments de solide amitié nous
ont toujours uni dans l'accomplissement des mêmes
devoirs.

CONTRIBUTION A L'ÉTUDE

DES

MANIFESTATIONS OSSEUSES

DE LA FIÉVRE TYPHOIDE

(REVUE GÉNÉRALE)

INTRODUCTION

,Maladie infectieuse au premier chef, la fièvre typhoïde peut atteindre indifféremment, bien qu'avec une fréquence inégale, les diverses parties de l'organisme. Le bacille d'Eberth peut porter son action nocive non seulement sur les appareils intestinal, cérébral et pulmonaire, et déterminer ainsi le complexus symptomatique que nous observons chaque jour au lit du malade, mais il peut encore se fixer sur des tissus que leur résistance semblerait devoir protéger, surtout si nous considérons leur éloignement du foyer primitif. Parmi ces tissus, le tissu osseux est un de ceux qui est souvent atteint, et cela n'étonne pas quand on songe que, comme Wissokovitch l'a montré, la moëlle osseuse est un des organes où s'accumulent de préférence les microbes qui, par une voie quelconque, ont pénétré dans les vaisseaux et qui sont entraînés par la circulation, et en particulier le bacille d'Eberth, ainsi qu'il ressort des expériences de Chantemesse et Widal.

Depuis vingt-cinq ans bien des travaux ont été faits sur cette question qui a été envisagée sous un jour nouveau depuis que le laboratoire a mis à notre disposition des connaissances et des moyens d'investigation plus précis. Aussi, il nous a paru intéressant et utile d'étudier dans une revue d'ensemble, comment doit être envisagée actuellement la question au point de vue pathogénique, anatomique et clinique.

Un cas bien net d'ostéomyélite post-typhique qu'il nous a été donné d'observer dans le service de M. le professeur Forgue, nous a suggéré l'idée de ce travail et en est le point de départ.

Nous étudierons donc successivement l'étiologie, l'anatomie pathologique, la symptomatologie, le diagnostic et le traitement des ostéites post-typhiques en essayant de bien montrer leur spécificité au triple point de vue pathogénique, anatomique et clinique.

Observation Première

(Personnelle)

Ostéopériostite post-typhique de l'extrémité inférieure du radius droit. — Examen bactériologique.

Germaine P..., couturière, âgée de 22 ans, entre à l'hôpital le 1er février 1905.

Nous ne trouvons à signaler dans ses antécédents personnels qu'une pneumonie datant de cinq ans, qui a, d'ailleurs, complètement guéri sans laisser aucune séquelle.

La malade, dont l'enfance n'a été troublée par aucune manifestation morbide d'aucun ordre, s'était parfaitement bien portée jusqu'à la fin du mois de septembre 1904, époque à laquelle elle fut obligée de s'aliter pour une fièvre typhoïde. Celle-ci dure un mois, évolue sans aucune complication d'une façon assez bénigne. La malade se leva pour la première fois le 1er novembre.

Quinze jours après la fin de sa maladie, sans avoir jamais souffert de son avant-bras pendant l'évolution de sa dothiénentérie et sans avoir accompli auparavant un travail manuel quelconque qui ait pu la fatiguer, brusquement, un soir, la malade est prise de violentes douleurs dans l'avant-bras du côté droit. En même temps, elle a quelques frissons, du malaise et présente une légère poussée fébrile. La douleur est continue, mais présente des exacerbations extrêmement pénibles survenant surtout la nuit et empêchant la malade de dormir. Il n'y a aucun changement d'aspect des téguments au niveau de son avant-bras, qui est à ce moment douloureux à la pression. Cet état douloureux a duré environ trois semaines.

Au bout de ce temps, c'est-à-dire vers le 1er décembre 1904, la malade, couturière de son état, recommence à travailler ; les douleurs ont complètement cessé. Mais elles ne tardent pas à reparaître sous l'influence de la fatigue, moins violentes que dans la première crise, se bornant à quelques élancements passagers plus douloureux et plus persistants quand la malade a effectué un travail manuel plus considérable.

Le 20 décembre seulement, la malade recommence à souffrir plus violemment au niveau de son avant-bras ; elle s'aperçoit en même temps, dit-elle, que son avant-bras est tuméfié et que la peau est rouge, chaude et tendue à la surface de la tuméfaction. Application de pommades résolutives qui font disparaître cet état subinflammatoire ; les douleurs persistent et contribuent à décider la malade à l'opération qu'on lui conseille.

Quand la malade entre à l'hôpital quelques jours après, on constate une tuméfaction qui occupe la moitié inférieure de la face dorsale du radius droit. Cette tuméfaction est piriforme, allant en s'effilant progressivement, d'une part, au delà de la partie moyenne du radius en haut, d'autre part, vers l'épiphyse radiale en bas, qui est intacte et de normale épaisseur.

Au compas d'épaisseur, la dimension antéro-postérieure de l'avant-bras du côté malade au niveau de la tumeur est de 33 millimètres, celle du côté sain de 24 millimètres.

Cette tuméfaction est régulière comme surface, de consistance dure, osseuse et donne bien la sensation d'une hyperostose appliquée à la face dorsale et externe de l'os.

La pression à son niveau n'est pas douloureuse et l'on ne constate aucun phénomène d'ankylose tendineuse.

Opération le 7 février 1905. — Incision verticale sur le milieu de la saillie sur une longueur de 6 à 7 centimètres ; incision du périoste qui est soigneusement décollé à la rugine et écarté. On sent nettement les limites de l'hypérostose. M. le professeur Forgue trépane cette couche osseuse très dure et arrive bientôt sur un séquestre assez considérable, friable et entouré de fongosités qui sont recueillies aseptiquement pour l'examen bactériologique.

Dans le canal médullaire ouvert se trouvent encore des fongosités et quelques gouttes d'un pus épais, jaunâtre et bien lié.

Un curettage énergique est pratiqué ; la cavité osseuse est transformée en une surface plane par abrasion des parois de cette cupule selon le procédé employé par M. le professeur Forgue ; suture de la peau ; la partie inférieure de l'incision est laissée ouverte pour permettre l'issue d'un drain.

Suites opératoires. - Excellentes. Pas d'élévation de température dans les jours qui suivent l'opération.

Premier pansement le lundi 13 février. L'écoulement de pus par le drain a été minime. Réunion par première intention. Le drain est retiré.

Recherches bactériologiques (dues à M. le docteur Lagriffoul). — Au laboratoire, des fragments d'à peu près égal volume sont prélevés et introduits respectivement dans huit tubes de bouillon après les avoir au préalable fait passer dans plusieurs tubes d'eau stérilisée, afin de les débarrasser autant que possible des microbes étrangers qui auraient pu venir souiller la surface des fragments.

Les tubes de bouillon ont été mis à l'étuve : 4 à la température de 37°, les 4 autres à la température de 44°.

Le lendemain, les huit tubes avaient troublé.

Dans les 4 tubes à 37°, l'examen décela la présence de nombreux streptocoques et de quelques rares bacilles mobiles.

Dans les 4 tubes à 44°, on notait également des streptocoques et des bacilles, mais ceux-ci étaient bien plus nombreux que dans les tubes précédents.

Une première conclusion pouvait être tirée : les fragments examinés renfermaient des streptocoques.

Restait à déterminer la nature du bacille qui accompagnait le streptocoque.

Pour cela, avec le tube à 44° où ces bacilles étaient le plus nombreux, on fit des boîtes de Petri avec des dilutions diverses.

Au bout de 48 heures, on pouvait au simple aspect voir dans ces boîtes deux sortes de colonies.

Les unes étaient de petites colonies punctiformes, légèrement jaunâtres, arrondies, à contours nets ; l'examen microscopique montra qu'il s'agissait de streptocoques.

Les secondes colonies étaient plus étalées en surface ; elles étaient d'une transparence parfaite, très découpées.

L'examen microscopique montra qu'il s'agissait de bacilles courts, mobiles, à bouts arrondis, se décolorant par le Gram.

Une de ces colonies fut ensemencée en bouillon, et à l'aide de cette culture en bouillon on fit les ensemencements suivants et les réactions ci-après :

Agar. — Cultures blanchâtres, un peu nacrées.

Bouillon. — Trouble homogène.

Gélatine. — Couche transparente à bords sinueux. Pas de liquéfaction.

Pomme de terre. — Culture à peine visible.

Lait. — Pas de coagulation.

Bouillon lactosé. — Pas de gaz. Pas d'indol.

Milieu Grimbert. — Teinte violacée.

L'ensemble de ces caractères suffit pour permettre de conclure qu'il s'agit de bacilles d'Eberth.

Conclusions. — Les fragments examinés renferment :

1° Du streptocoque.

2° Du bacille d'Eberth.

HISTORIQUE

L'inflammation des os survenant dans le cours, ou plus fréquemment dans la convalescence de la fièvre typhoïde, a été signalée depuis longtemps déjà, mais c'est surtout dans ces dernières années que ces lésions osseuses ont été bien étudiées et ont fait l'objet de travaux importants.

On peut distinguer trois périodes bien nettes dans l'historique des lésions osseuses de la fièvre typhoïde :

La première période s'étend jusqu'au travail de Keen en 1878. Les auteurs qui signalaient ces complications les rapportaient comme des cas rares, curieux, mais ne voyaient là qu'une relation éloignée avec l'affection primitive.

La seconde période que l'on peut appeler période clinique, s'étend de 1878 à 1885. Pendant cette période de nombreuses observations s'accumulent montrant qu'il ne s'agit pas d'un fait aussi rare que le croyaient les anciens auteurs, mais l'absence de toute notion bactériologique ne permet que d'émettre des hypothèses sur la pathogénie des lésions observées.

En 1881, avec la découverte du bacille typhique par Eberth, commence la période bactériologique qui met la question absolument au point. On recherche, dès lors, ce bacille dans les suppurations osseuses et, en 1886, Ebermaier le découvre dans le pus d'une ostéomyélite post-typhique.

Signalons les principaux travaux parus pendant ces trois périodes :

En 1839, dans sa thèse d'agrégation sur *Les lésions du périoste*, Maisonneuve signale « l'inflammation des os consécutive aux maladies aiguës ».

En 1884, Chassaignac remarque dans son *Traité des suppurations* la prédisposition particulière de l'organisme à sécréter du pus à la suite de certaines affections, telles que fièvre grave, érysipèle, fièvre typhoïde.

Puis paraissent les thèses d'Augé (1862), de Masse (1867), de Drouin (1866), de Bruant et d'Auboyer (1873). Paget signale le premier en Angleterre (1876), la périostite comme complication de la fièvre typhoïde. En 1878, dans un mémoire très important sur les complications chirurgicales des fièvres continues, Keen publie 39 observations de périostites typhiques.

L'année suivante Levesque étudie le même sujet dans sa thèse. Dans la 4ᵐᵉ leçon du *Cours de pathologie générale*, M. le professeur Bouchard attribue à l'inflammation médullaire l'élongation exagérée du squelette, ainsi que les douleurs rhumatoïdes qu'on observe chez les jeunes sujets à la suite de la fièvre typhoïde. Il fait remarquer que cette inflammation osseuse, dans les cas très intenses, peut produire « l'ostéo-périostite phlegmoneuse avec ses conséquences et toute sa gravité ».

En 1880, thèse de Rendu, inspirée par M. le professeur Landouzy.

En 1882, Siredey rapporte plusieurs cas d'ostéo périostite typhique, observés dans son service.

En 1883, dans sa thèse d'agrégation, Hutinel insiste sur la fréquence de cette affection chez les jeunes sujets et fait une division au point de vue clinique. La même année Terrillon fait une leçon sur ces lésions osseuses.

En 1884 paraissent les thèses de Gelez et Turgis sur les périostites typhiques.

En 1884 encore, Gaffky fait voir que la fièvre typhoïde est toujours due au bacille qu'Eberth avait découvert en 1880 et en 1885 ; Freund émet l'hypothèse que les suppurations post typhiques pouvaient être dues au bacille d'Eberth, mais c'est l'année suivante seulement qu'Ebermaier découvre ce bacille dans le pus d'une périostite post typhique du tibia.

Depuis lors, les ostéomyélites post-typhiques sont l'objet de nombreuses recherches.

En 1887, Bourgeois signale dans sa thèse des observations nouvelles, et Schwartz fait en 1889 une leçon sur les périostites typhiques. Ces complications sont en même temps étudiées et observées par Schede (1888), Sacchi, Valentini, Orloff (1889).

En 1890, Achalme fait une communication à la Société de biologie, à propos d'un cas de périostite suppurée consécutive à la fièvre typhoïde Après lui, Fürbringer, au Congrès de Vienne, après avoir rappelé que ces lésions sont peu connues en Allemagne, rapporte 5 cas qu'il a pu observer.

La même année, thèse de Bosnières sur les manifestations osseuses et articulaires de l'infection éberthienne.

En 1891, MM. Cornil et Péan communiquent à l'Académie de médecine, l'observation d'une malade qui a présenté à la suite d'une dothiénentérie une exostose suppurée des deux tibias ; ils décrivent la forme anatomique de l'ostéo-périostite éberthienne dans cette observation où

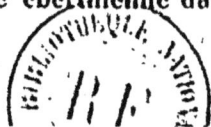

2

ils ont pu obtenir des cultures pures du bacille d'Eberth 8 mois après le début de la fièvre typhoïde. Péan montre dans sa thèse l'action pathogénique du bacille typhique. Dupraz, Colzi, Melchior rapportent des cas d'ostéite dues au même bacille.

En 1893 nous avons à signaler l'importante thèse de Déhu sur le bacille d'Eberth dans les complications de la fièvre typhoïde. C'est la même année que paraît la très intéressante monographie de MM. Chantemesse et Widal. Ces deux auteurs réunissent quatorze observations avec constatation du bacille d'Eberth. Par l'étude de ces 14 cas, ils s'attachent à déduire les symptômes cliniques de l'ostéomyélite spécifique typhique et montrent la fréquence de l'évolution froide, apyrétique, des lésions osseuses consécutives à la fièvre typhoïde, tout au moins quand ces lésions sont dues au bacille d'Eberth.

Peu après, MM. Achard et Broca font une communication à la Société médicale des hôpitaux, à propos d'un cas d'ostéomyélite costale ayant succédé à une fièvre typhoïde légère. Dans ce cas comme dans ceux de MM. Chantemesse et Widal, l'examen bactériologique a montré l'existence du bacille d'Eberth seul.

L'année 1894 est marquée par de nombreux travaux parus sur la question :

Gangolphe, dans son *Traité des maladies infectieuses et parasitaires des os*, consacre un chapitre à l'étude des lésions osseuses consécutives à la fièvre typhoïde.

Büschke, reprenant la question de la persistance des bacilles typhiques dans les foyers d'ostéite, relate un fait très instructif par la longue durée de l'affection : le pus contenait du bacille d'Eberth pur.

Klemm apporte un nouveau cas quelques mois plus

tard, important surtout parce que l'examen bactériologique a montré à côté du bacille d'Eberth, le colibacille

En 1896, dans une bonne étude, Boncan résume tous les travaux précédents.

En 1897, thèse de Savatier, et l'année suivante Wassermann étudie la présence du bacille d'Eberth dans la moelle osseuse.

Signalons, enfin, les publications de Tuffier et Widal, les thèses de Lacroix (1901), de Florange (1902), de Gardiol (1904).

ETIOLOGIE

Fréquence. — De toutes les maladies infectieuses, c'est certainement la fièvre typhoïde qui produit le plus souvent les lésions osseuses. Sur 50 cas d'ostéomyélites produites par des fièvres graves chez l'enfant ou chez l'adulte, Keen trouve 39 fois la fièvre typhoïde.

Cependant, les ostéites typhiques ne sont pas très fréquentes. D'après Fürbringer, on les rencontrerait 5 fois sur 1.600 cas de dothiénentérie, mais l'auteur ne compte pas dans cette statistique les cas bénins se révélant seulement par des douleurs, des vergetures et de l'accroissement des os, cas qui sont, au contraire, extrêmement fréquents.

Quelle est donc la cause de cette fréquence relative des complications osseuses de la fièvre typhoïde ? Nous en trouvons la raison dans ce fait que le bacille typhique a une prédisposition pour la moelle osseuse.

Chantemesse et Widal ont démontré (*Arch. de physiol.*, 1887) qu'en injectant des bacilles d'Eberth dans le sang des lapins, on pouvait, en sacrifiant les animaux au bout de quelques jours, retrouver seulement dans la moelle des os le microbe absent dans les autres organes.

Quelles sont maintenant les causes qui favorisent l'ac-

tion du bacille d'Eberth sur le tissu osseux? Plusieurs
facteurs interviennent ici que nous allons successivement passer en revue.

1° *Age*. — Nous nous trouvons ici en présence d'un
fait qui a une grande importance dans les manifestations
osseuses de la fièvre typhoïde, car il est en rapport avec
les données physiologiques.

En effet, tandis que le maximum de la fièvre typhoïde
s'observe entre 20 et 30 ans, il est à noter que les complications osseuses sont bien plus fréquemment observées
entre 12 et 20 ans.

Helin, dans sa thèse, rapporte la statistique suivante :
sur 45 observations, il s'agit dans 20 cas de malades
ayant moins de 20 ans ; dans 11 cas, de malades âgés de
20 à 30 ans; dans 5 cas, de malades âgés de plus de 40
ans.

Bourgeois, sur 12 cas, en trouve 11 chez des individus
âgés de moins de 25 ans. Chantemesse, sur 13 cas, en
trouve 9 dans lesquels l'âge du malade était compris entre
11 et 22 ans.

Nous pouvons donc dire que l'ostéomyélite typhique
affecte une prédilection marquée pour l'enfance et l'ado-
lescence. Comment comprendre cette prédisposition spéciale des jeunes gens au-dessous de 20 ans ?

C'est que, comme Mauclaire l'a dit, cet âge est l'âge de
la suractivité physiologique de la moelle osseuse, qui est
ainsi rendue plus vulnérable que la moelle définitivement
constituée, et cette suractivité se transforme facilement
en inflammation sous l'influence de l'action irritante du
virus typhique.

2° *Sexe.* — Bourgeois, dans sa statistique, trouve 36 cas chez l'homme et 21 seulement chez la femme. Gangolphe admet, lui aussi, que le sexe masculin est plus souvent atteint. Peut-être, en effet, l'affection s'observe-t-elle plus souvent chez l'homme. Faisons remarquer toutefois que la fièvre typhoïde est une maladie qui frappe plus volontiers l'homme que la femme, et qu'il n'y a rien d'étonnant à ce que les complications osseuses post-typhiques se rencontrent avec une fréquence plus grande dans le sexe masculin.

3° *Traumatisme.* — Bien des auteurs accordent au traumatisme une influence prépondérante dans la production des lésions osseuses. Mercier et Terrillon insistent sur cette influence.

Les traumatismes invoqués sont d'ordre très divers : on a signalé des chutes, des contusions sur les barreaux du lit, le frottement d'une bottine lacée, les chocs occasionnés par le transport du malade dans le bain.

Mouisset et Terrillon ont l'occasion d'observer chacun un cas dans lequel une fracture antérieure a joué le rôle de cause prédisposante pour la localisation de l'agent infectieux ; c'est exclusivement au niveau du point lésé devenu de ce fait un lieu de moindre résistance que les bacilles sont venus se localiser.

Il est incontestable que le traumatisme joue souvent un rôle dans la genèse des complications osseuses de la fièvre typhoïde, mais il ne faudrait pas lui attribuer une importance plus générale et en faire une raison *sine qua non* de la localisation de l'ostéomyélite typhique ; dans bien des cas il est absolument impossible d'incriminer le traumatisme même le plus léger.

Gravité de la fièvre typhoïde. — On a cherché à établir une relation entre la gravité de la fièvre typhoïde et la fréquence des déterminations osseuses consécutives.

Chantemesse et Widal ont dit que c'était à la suite des formes à rechutes et des formes prolongées que s'observent les ostéites typhiques.

En effet, bon nombre d'observations ont trait à des cas où la maladie fut longue, grave, avec rechutes. Néanmoins, il ne faut point être exclusif, car on observe aussi cette complication à la suite de typhoïdes ayant évolué normalement.

On a remarqué également que les localisations osseuses coïncidaient souvent avec une durée insolite de la convalescence

Si nous ajoutons à toutes ces causes l'état scrofuleux du sujet et les lésions anciennes des os que l'on a quelquefois invoqués, nous aurons énuméré toutes les causes prédisposantes des ostéites éberthiennes post typhiques.

Deux questions restent encore à résoudre :

1° Quelles sont les localisations les plus fréquentes de l'ostéite éberthienne ?

Les os longs sont le plus souvent atteints et la lésion occupe la diaphyse contrairement à l'ostéomyélite de croissance qui occupe la région juxta épiphysaire.

Le tibia est l'os de choix. Il était touché 12 fois sur les 14 cas de Chantemesse et Widal. Le fémur et le péroné sont aussi fréquemment atteints.

Les côtes viennent ensuite et l'ostéomyélite costale s'observerait de préférence chez l'adulte.

Le membre supérieur n'est pas épargné : Bourgeois en signale 14 cas : huméras 7 fois, cubitus 5 fois, radius 2 fois. Dans le cas que nous avons observé chez M. le professeur Forgue, il s'agit d'une ostéomyélite du radius.

Les autres os du squelette peuvent être atteints mais moins fréquemment; on a vu l'affection occuper la clavicule, les phalanges, les maxillaires, les os du crâne, le sternum, et Lacroix a réuni 12 cas d'ostéomyélite des vertèbres.

L'ostéomyélite typhique occupe souvent plusieurs os chez le même individu, soit simultanément, soit successivement; on a même cité un cas où les lésions siégeaient à la fois sur 7 os différents (cas de Kocher).

2° A quel moment de la fièvre typhoïde apparaissent les complications osseuses ?

Les lésions peuvent apparaître dans le cours même de la fièvre typhoïde. Ebermaier a vu une fois la complication survenir au 13° jour.

Mais ce sont là des cas rares ; c'est surtout pendant la convalescence qu'apparaissent les déterminations osseuses. Le maximum de fréquence est de la sixième à la huitième semaine. Quelquefois, le début est encore plus tardif, deux mois, quatre mois, un an même après la dothiénentérie (cas de Keen).

Toutefois, il est certain que ce caractère d'apparition des complications osseuses dans la convalescence de la maladie est un des caractères les plus typiques de l'ostéite éberthienne.

PATHOGÉNIE ET BACTÉRIOLOGIE

Longtemps les suppurations osseuses post typhiques ont été considérées comme des phénomènes critiques sans que l'on cherchât à préciser davantage leur pathogénie. Ce n'est que dans ces dernières années que la physiologie pathologique de ces lésions a été vivement éclairée par les découvertes bactériologiques qui l'ont fait sortir du domaine des hypothèses où elle était nécessairement confinée auparavant.

A l'heure actuelle on peut poser la question de la façon suivante :

Les diverses lésions osseuses post-typhiques sont dues à des actions microbiennes se localisant sur tel ou tel os. Mais elles ne peuvent pas être attribuées à un agent pathogène unique.

On peut les diviser en trois grands groupes :

1° Ostéomyélites spécifiques à bacille d'Eberth ;

2° Ostéomyélites par infection secondaire dues aux microbes habituels de la suppuration ;

3° Ostéomyélites par infection mixtes ou associées.

Nous allons essayer de démontrer la réalité de l'existence de chacun de ces groupes d'ostéites post-typhiques.

I. — Il existe des lésions post-typhiques qui sont dues au bacille d'Eberth absolument seul.

Cela est surabondamment démontré aujourd'hui par deux ordres de faits différents les uns des autres.

1° Le bacille d'Eberth a été constaté très souvent et à l'état de pureté dans le pus ou les fongosités d'ostéites post-typhiques.

Il a été signalé 14 fois par MM. Chantemesse et Widal, qui ont certainement le plus contribué à mettre en lumière la spécificité de cette ostéomyélite post-typhique due au bacille d'Eberth

Il a été retrouvé dans d'autres cas, et notamment par MM. Achard, Broca, Sultan, Buschke, H. Claude, Catrin.

Il est important de signaler ce fait que très souvent le bacille d'Eberth que l'on trouve dans le pus ou les fongosités de ces lésions osseuses, a perdu toute sa vitalité.

2° De nombreuses expériences viennent ensuite prouver la présence du bacille d'Eberth dans la moelle osseuse plus ou moins hyperhémiée ou enflammée, et contribuent ainsi à démontrer la réalité des inflammations osseuses post-typhiques à bacille d'Eberth.

Wyssokovitsch, après avoir injecté dans les veines d'un lapin une culture pure de bacille typhique, sacrifié l'animal au bout de 18 heures, et sur des plaques de gélatine, il trouve pour un volume toujours semblable d'organes ensemencés, les différences suivantes dans le nombre des colonies développées sur les plaques.

Rate	242
Foie	12
Moelle des os	200

Ebermaier peut faire des cultures de bacille d'Eberth avec la moelle osseuse provenant d'une côte et d'un fémur d'un étudiant mort de fièvre typhoïde.

MM. Chantemesse et Widal ont montré qu'après avoir

injecté des cultures dans le sang d'un lapin, si l'animal n'était sacrifié que quelques jours après, on ne trouvait les bacilles que dans la moelle osseuse à l'exclusion des autres organes.

Colzi fit une série d'expériences pour déterminer la production de l'ostéomyélite.

Avec des bacilles d'Eberth trouvés dans le pus d'un foyer sous-périosté du tibia, il fait des inoculations à des lapins et, 11 fois sur 14, il constate la suppuration d'un foyer de fracture.

Avec des bacilles provenant de la rate d'un homme mort de dothiénentérie il obtient encore la suppuration d'un foyer de fracture et dans le pus on ne trouve que le bacille d'Eberth seul.

De son côté, mais sans avoir provoqué de traumatisme antérieur, Klemm injecte à une série de dix lapins, tantôt dans le tissu cellulaire sous-cutané, tantôt dans la veine de l'oreille une quantité variable de culture pure de bacille typhique.

Il résulte de ces expériences que l'injection sous-cutanée dans les deux cas où elle a été faite n'a donné aucun résultat, alors que l'injection intra-veineuse a amené dans 5 cas sur 8, des altérations anatomo-pathologiques du tissu médullaire, se traduisant par le ramollissement et la coloration rouge sombre de la moelle coïncidant avec la constatation de la présence du bacille typhique à l'état de pureté.

La moelle osseuse est donc un lieu d'élection pour le bacille typhique et quel que soit l'endroit où se localise l'infection (tissu osseux, périoste ou moelle) c'est toujours par la moelle qu'elle débute ou se propage. Ebermaier a trouvé le bacille dans la moelle voisine alors qu'il n'y avait que de simples périostites. Ce bacille (suivant Bosnières, peut rester longtemps dans la moelle à l'état latent provoquant les formes prolongées de la fièvre typhoïde et ne se révélant que plus tard par des suppurations.

Ainsi donc, pour résumer ce premier chapitre, c'est à la présence du bacille typhique et à la diffusion de sa toxine dans la moelle osseuse (Roger et Josué) qu'il faut attribuer les manifestations osseuses bénignes si fréquentes dans la fièvre typhoïde : vergetures, allongement du squelette, douleurs rhumatoïdes.

Que, pour une cause quelconque, le travail congestif résultant de l'infection de la moelle soit exagéré, nous verrons s'établir des lésions plus sérieuses pouvant donner naissance aux diverses formes de l'ostéomyélite typhique.

Dès lors, il est bien certain que le bacille d'Eberth peut à lui seul créer les lésions des complications osseuses de la dothiénentérie.

II. — Mais il n'en est pas toujours ainsi et il est un certain nombre d'ostéomyélites post-typhiques qui sont dues aux microbes habituels de la suppuration, staphylocoque surtout.

En effet, nombre d'auteurs ont observé des lésions osseuses post typhiques dans lesquelles l'examen bactériologique est resté négatif au point de vue de l'existence du bacille d'Eberth.

Pour E. Fraenkel, toutes les suppurations consécutive à la fièvre typhoïde, sont dues à des invasions secondaires de microbes différents du bacille typhique. Netter dans 16 cas d'ostéites post-typhiques, n'a jamais trouvé l'Eberth ; la production du pus était toujours sous la dépendance du staphylocoque, du streptocoque et même du pneumocoque.

Dans dix cas de lésions osseuses post-typhiques, Schede a trouvé uniquement les microbes pyogènes vulgaires et Moizard n'a trouvé que le staphylocoque doré dans une ostéomyélite de l'extrémité inférieure du péroné survenue au déclin d'une fièvre typhoïde.

Ces cas d'infection secondaire, qui doivent être considérés comme des complications de la fièvre typhoïde, alors que les lésions osseuses dues au bacille d'Eberth pur sont en réalité des manifestations de la maladie, ces cas d'infection secondaire paraissent être les plus fréquents, bien que Orloff ait été amené par une série d'expériences à conclure que toutes les suppurations observées dans la fièvre typhoïde ou qui apparaissent durant la période de convalescence, dépendent du bacille typhique et ne peuvent être regardés comme les suites d'une infection secondaire.

III. — Cependant il existe un troisième groupe d'ostéomyélites post-typhiques, dues à des associations du bacille d'Eberth avec d'autres agents pathogènes.

C'est Vincent qui, dans une communication faite en 1893 à l'Académie de médecine, a insisté le premier sur le rôle des associations microbiennes dans la fièvre typhoïde. Sur 19 cas de typhoïde mortelle, il a trouvé dans 11 cas le bacille d'Eberth associé à d'autres microorganismes, en particulier le streptocoque, le staphylocoque doré et le colibacille.

Il est donc bien rationnel d'admettre que, dans de semblables conditions, les deux espèces microbiennes puissent venir se fixer et se développer en un point du squelette et produire par conséquent des infections mixtes.

Klemm a publié un cas dans lequel l'examen bactériologique a montré l'existence simultanée du bacille d'Eberth et du colibacille dans le pus d'une ostéomyélite du fémur, survenue dans la convalescence d'une fièvre typhoïde. Il a observé encore un autre cas où il trouve la coexistence du bacille d'Eberth et du staphylocoque doré.

A ce sujet, il a entrepris sur les lapins une série d'expériences dans lesquelles, chez des animaux ayant survécu à l'injection d'une culture de bacille d'Eberth, il a surajouté à l'infection éberthienne une infection staphylococcique par l'injection intra-veineuse d'une culture de staphylocoque doré.

Voici les résultats qu'il a obtenus :

Dans une première expérimentation, portant sur 5 lapins, l'injection d'une demi-seringue d'une culture de bacille typhique a amené la mort de 3 de ces animaux ; tous trois présentaient le ramollissement de la moelle, avec coloration rouge sombre. Dans 2 cas, l'examen bactériologique a constaté la présence du bacille d'Eberth pur.

Huit jours plus tard, les deux sujets qui avaient survécu reçoivent chacun une demi-seringue d'une culture de staphylocoque doré. L'un d'eux meurt 14 jours après, présentant les lésions de l'ostéomyélite aiguë infectieuse habituelle : décollement des épiphyses inférieure et supérieure du fémur, infiltration purulente de la moelle ; formation d'un séquestre libre dans le canal médullaire. Examen bactériologique : staphylocoque doré à l'état de pureté ; pas de bacilles typhiques.

Le second est sacrifié 24 jours après l'infection. La moelle de tous les os longs est ramollie, de couleur rouge sombre. L'humérus droit est considérablement épaissi. Infiltration purulente de la moelle au niveau du fémur. Examen bactériologique : staphylocoque doré, mais en petite quantité.

Une seconde série d'expériences, faite sur 6 lapins. Un seul meurt 24 heures après la première injection ; les 5 autres résistent et reçoivent, 16 jours plus tard. chacun une injection d'une demi-seringue d'une culture de staphylocoque doré.

L'un d'eux meurt 8 jours après, présentant dans le foie de nombreux abcès de la grosseur d'une noisette. La moelle osseuse est ramollie et contient du staphylocoque doré.

Deux autres lapins meurent 18 jours, après la seconde injection. Tous deux présentent au niveau de l'os iliaque une petite tuméfaction remplie d'un pus épais. Dans un cas même, il y avait plusieurs petits séquestres superficiels. L'examen bactériologique ne permet de déceler que la présence de staphylocoque doré.

Les 2 derniers sujets résistent et se rétablissent complètement.

Il résulte de ces expériences que l'auteur n'a pas obtenu des résultats bien probants en ce qui concerne les infections mixtes, puisque dans 5 cas sur 5 il n'a pu retrouver que le staphylocoque seul.

Roux a fait à son tour une série d'expériences à ce sujet.

Il mélangeait des cultures pures de bacille d'Eberth avec des staphylocoques ; par ce mélange, il cherchait à produire la suppuration ; il a provoqué ainsi la formation d'abcès dans lesquels on trouvait au début les deux agents infectieux et ensuite exclusivement du staphylocoque. Le bacille typhique avait fini par disparaître complètement, ce qui tendait à faire croire que sa vitalité est moindre que celle des staphylocoques.

En présence de tels faits, il est bien permis de se demander si, au début, au moment où a été réalisée l'infection staphylococcique, la moelle osseuse, examinée au point de vue bactériologique, n'aurait pu fournir des bacilles d'Eberth, celui-ci ayant ensuite disparu pour laisser la place au staphylocoque.

En présence des résultats obtenus par les divers expérimentateurs, on peut aussi se demander si, parmi les cas d'ostéomyélites post-typhiques publiés où l'on ne retrouve à l'examen bactériologique que les microorganismes de la suppuration, il ne s'en trouverait pas un certain nombre dans lesquels le bacille d'Eberth existait au début à côté des cocci de la suppuration et aurait disparu définitivement par la suite pour céder la place aux microbes nouveau venus, plus forts que lui.

Quoi qu'il en soit, il est un certain nombre de cas publiés et étudiés d'ostéopériostites typhiques dans lesquels on a retrouvé le bacille d'Eberth en assez grande quantité associé à d'autres microorganismes qui sont par ordre de fréquence : le staphylocoque doré, le streptocoque, le colibacille (11 cas de Vincent, 2 cas de Klemm, 1 cas d'Achard et Broca). Le cas que nous avons observé dans le service de M. le professeur Forgue rentre très nettement dans cette catégorie d'ostéomyélites par infection mixte et vient apporter un nouvel argument en faveur de la réalité de cette forme encore aujourd'hui assez mal étudiée.

Quant à l'explication de cette association microbienne, on peut la comprendre très facilement de la façon suivante : la moelle osseuse a été irritée par le bacille d'Eberth seul au début ; elle s'est congestionnée, hyperhémiée, est devenue par conséquent un lieu de moindre résistance favorisant le développement et l'action d'autres microorganismes. Le colibacille, le staphylocoque, le streptocoque dans le cas de M. le professeur Forgue, viennent l'envahir secondairement ; ils arrivent à la moelle osseuse par la voie sanguine et ils trouvent, pour se répandre dans le torrent circulatoire, de nombreuses portes d'entrée dans un organisme débilité et qui se défend mal, sur lesquelles il est inutile l'insister longuement (éraillures de la peau, furoncles, écorchures des muqueuses, etc).

ANATOMIE PATHOLOGIQUE

Les complications osseuses de la fièvre typhoïde siègent dans la grande majorité des cas, au niveau de la diaphyse des os longs et non à la région juxta-épiphysaire, comme c'est la règle dans l'ostéomyélite des adolescents. La lésion est circonscrite sans grande tendance à l'envahissement (Dupont, Schwartz). L'os peut être atteint dans toute son épaisseur, mais c'est la couche médullaire sous-périostée qui est le plus souvent enflammée ; viennent ensuite plus rarement la moelle intra-canaliculaire et la moelle centrale.

La présence dans la moelle d'un microorganisme quelconque, soit le bacille d'Eberth, soit un microbe pyogène vulgaire, est la cause déterminante des lésions osseuses post-typhiques. Suivant que cette infection de la moelle sera plus ou moins intense, les phénomènes réactionnels seront, eux aussi, plus ou moins intenses.

Prenons d'abord le cas le plus bénin, c'est-à-dire une infection très légère de la moelle ; dans ce cas, la moelle osseuse seule est atteinte ; elle est ramollie, congestionnée, hyperhémiée, sa couleur varie entre le rouge vif et le rouge foncé. De plus, on constate que cette moelle est riche en globules rouges libres et présente une diminu-

tion notable de la graisse normale. Cliniquement, cet
état de la moelle se traduit par une suractivité de la
croissance.

Si l'infection est plus intense, la moelle présente au
début les mêmes altérations, mais le tissu osseux et le
périoste sont atteints secondairement.

La surface de l'os est parsemée de petites taches rouges
formant un fin pointillé; ces taches rouges représentent
les canaux de Havers, considérablement élargis et remplis d'une substance rougeâtre, qui n'est autre que la
moelle osseuse entourant un vaisseau dilaté et gorgé de
sang.

Le périoste est épaissi, tuméfié, vascularisé. Il n'adhère
plus à l'os, ou tout au moins, s'en détache beaucoup plus
facilement qu'à l'état normal.

A ce moment, la lésion osseuse qui n'est qu'à son
début, peut évoluer de façons différentes; il y a deux
grandes formes anatomiques des ostéopériostites typhiques; tantôt c'est une ostéite raréfiante et destructive qui
se produit, tantôt le processus est productif et aboutit à
la formation d'une hypérostose par excitation des proprié-
tés ostéogénétiques de la face profonde; on aboutit ainsi
parfois à ce que l'on a appelé avec raison l'ostéopériostite
éburnée typhique. D'ailleurs, il faut ajouter que les deux
formes peuvent se développer en même temps sur le
même os et quelquefois en des points très rapprochés,
et qu'il y a entre elles de nombreuses formes de tran-
sition.

Lorsqu'il s'agit du premier cas, de l'ostéite raréfiante:

1° La substance osseuse est très profondément altérée;
on voit dans les canaux de Havers dilatés et conges-
tionnés au point qu'il se produit parfois de fines hémor-
ragies, on voit une infiltration embryonnaire très intense

et il apparaît un nombre considérable d'ostéoclastes qui sont les principaux agents de la raréfaction osseuse.

2° Le périoste épaissi et infiltré par les leucocytes et les cellules embryonnaires se décolle de plus en plus et on assiste à la formation d'un abcès sous-périostique. Celui-ci peut exister sans qu'il y ait en même temps un abcès de la moelle centrale. Quand il s'est produit du pus dans la moelle centrale, il communique souvent par de petits pertuis creusés à travers la substance osseuse proprement dite avec l'abcès sous périostique ; on a alors de véritables abcès en bouton de chemise Le pus en présence duquel on se trouve est un pus peu abondant, tantôt jaunâtre, crémeux, tantôt blanc, plus souvent encore de couleur rougeâtre. Quelquefois encore l'on ne trouve que quelques gouttes de pus liquide, mais l'on rencontre sous le périoste et dans la moelle osseuse des fongosités jaunâtres parfois très abondantes.

Dans ces cas où la diaphyse est baignée de toute part par le pus ou les fongosités, il se forme des séquestres. Ceux-ci sont ordinairement de dimensions moindres que ceux que l'on peut avoir l'occasion de rencontrer dans l'ostéomyélite infectieuse des adolescents.

Parfois cependant la formation des séquestres se fait par un processus semblable à celui de l'ostéomyélite des adolescents. C'était le cas dans l'observation que nous publions. La portion de la diaphyse sur laquelle sont venus se localiser les microbes, a subi un processus d'ostéite raréfiante ; l'os a été frappé de mort : sur ce séquestre, à la périphérie, le périoste irrité et enflammé a produit des lames concentriques d'os nouveau, que, comme dans l'ostéomyélite des adolescents, formait cette zone d'hypérostose dure que le chirurgien a été obligé de faire sauter pour arriver sur la portion nécrosée.

Ce sont là des faits extrêmement rares. L'infection typhique produit habituellement comme nous l'avons déjà dit, de la périostite suppurée ou productive, mais il est exceptionnel qu'elle arrive à la formation d'un véritable séquestre par un processus absolument identique à celui que provoque le staphylocoque doré dans l'ostéomyélite de croissance.

Il nous faut rapprocher de ce premier groupe d'ostéo-périostites typhiques suppurées, les ostéo-périostites hémorragiques étudiées par M. Tédenat. Dans les cas publiés par cet auteur, le liquide collecté sous le périoste était du sang fluide, de couleur rouge clair : quelquefois ce sang était coagulé et formait des caillots volumineux. Un des caractères essentiels de ces ostéo périostites hémorragiques serait la lenteur de la formation du pus, celui-ci n'ayant souvent été observé qu'après un temps très long, pouvant aller jusqu'à huit mois après l'apparition de la tuméfaction première.

Dans un deuxième ordre de faits, nous assistons à un processus inverse de celui que nous venons de décrire ; il se fait de l'ostéite condensante.

Cette forme, qui répond très probablement à une infection plus lente et plus atténuée que dans le cas précédent, est caractérisée par une néoformation de tissu osseux. De tous les points ostéogénétiques partent de jeunes ostéoblastes qui vont faire de l'os nouveau. C'est surtout le périoste qui est actif dans cette néoformation. Des lames osseuses nouvelles se forment à la périphérie de l'os et font selon qu'elle se développent sur la presque totalité ou sur un point limité de l'os une hypérostose ou une exostose.

Si l'on pratique l'examen histologique dans ces cas d'ostéite condensante, on voit que la cavité médullaire centrale est fortement rétrécie, que les canaux de Havers ont une direction perpendiculaire à l'os, tandis qu'ils ont une direction oblique dans les cas normaux : ils sont, en outre, bien plus étroits qu'à l'état ordinaire. MM. Cornil et Péan ont décrit une forme anatomo-pathologique particulière de ces ostéomyélites avec formation d'exostose : il s'agit, dans leur observation, d'une jeune fille qui, après une fièvre typhoïde, a vu se développer deux exostoses au niveau du tibia gauche et sur le tibia droit :

« A la surface de la tumeur qui fait une saillie notable de 1 centimètre et demi à 2 centimètres et qui est de consistance dure, osseuse, la peau est amincie et le périoste est épaissi et soulevé. A ce niveau, il existe dans l'épaisseur du périoste une inflammation caractérisée par un tissu infiltré de petites cellules rondes, un véritable foyer au centre de l'élevure, foyer qui contient des cellules rondes libres dans du liquide, parfois un véritable abcès renfermant des globules de pus.

» A ce niveau, le tissu compact de la diaphyse est creusé lui-même d'une cavité contenant de la moelle embryonnaire et limitée par des parois éburnées. Cette cavité n'intéresse nullement le canal médullaire. Ces deux foyers, l'un périostique, l'autre osseux, remplis d'un tissu embryonnaire ou de granulations, analogues aux bourgeons charnus, communiquent l'un avec l'autre par une perte de substance de la surface de l'os, comme une inflammation ou abcès en bouton de chemise. L'examen histologique a montré que le derme était infiltré de petites cellules rondes migratrices. Le périoste épaissi montrait aussi une infiltration analogue et dans les foyers des bourgeons vascularisés, mous, formés d'un tissu conjonctif très riche en petites cellules. Au centre de deux des foyers périostiques, il y avait une petite cavité, dans laquelle les cellules rondes étaient libres. Les bourgeons d'origine médullaire, contenus dans la cavité creusée dans le tissu compact de l'os présentaient la même structure. »

Nous avons tenu à reproduire ces quelques lignes où se trouvent décrites les lésions anatomiques observées dans les cas d'ostéomyélite post-typhiques avec formation d'exostoses.

SYMPTOMATOLOGIE

Les complications osseuses de la fièvre typhoïde ne se présentent pas dans tous les cas avec les mêmes caractères, la même marche et la même évolution. Aussi devons nous distinguer plusieurs formes cliniques. Dehu et Mauclaire admettent l'existence de 4 types principaux :

1° Une forme bénigne rhumatoïde se terminant spontanément par résolution ;

2° Une forme aiguë suppurée avec phénomènes généraux et locaux très accentués, aboutissant à la suppuration après 3 ou 4 semaines ;

3° Une forme chronique suppurée évoluant lentement avec des symptômes inflammatoires réduits à leur minimum ;

4° Enfin, une forme chronique non suppurée, aboutissant à la formation d'hypérostoses ou d'exostoses.

Il semble avantageux et plus en rapport avec les faits cliniques, de simplifier cette classification et de confondre les troisième et quatrième formes de Mauclaire en une seule forme, la forme chronique de l'ostéopériostite post-typhique pouvant aboutir dans certains cas à la suppuration, dans d'autres cas à la formation d'hypérostoses ou d'exostoses, les deux processus étant d'ailleurs quelquefois étroitement liés l'un à l'autre.

Nous décrirons donc seulement trois formes cliniques des complications osseuses de la fièvre typhoïde. Nous donnerons à l'appui de chacune de nos descriptions plusieurs observations choisies parmi les plus concluantes.

1° *Forme rhumatoïde*

Il s'agit ici du degré le plus atténué de l'infection typhique.

Dans ces cas, l'affection se présente avec les caractères suivants :

Chez un convalescent de fièvre typhoïde, on observe, sans cause générale, une légère élévation de la température ; celle-ci, qui était normale remonte à 38° ou 38°5. En même temps, surviennent des douleurs épiphysaires vagues, accompagnées souvent d'endolorissement dans la continuité des diaphyses et quelquefois d'empâtement périarticulaire.

Les douleurs, s'exaspérant par la pression et surtout par la station verticale, créent un véritable état d'impotence qui peut durer plusieurs semaines.

Puis tous les phénomènes s'amendent et disparaissent rapidement sans laisser aucune trace, si ce n'est cependant un accroissement exagéré de la taille du malade.

Ces cas rudimentaires sont rarement signalés à cause de leur caractère bénin ; il en existe cependant quelques observations bien nettes.

OBSERVATION II

In thèse de Duclos.

Marthe B..., 21 ans, est atteinte, en avril 1800, d'une fièvre typhoïde bénigne.

Au bout de trois semaines, défervescence de l'affection : l'alimentation était commencée quand, six semaines après le début de l'affection. la malade est prise brusquement de douleurs très vives dans les membres inférieurs, sans élévation bien notable de la température (38°2).

Ces douleurs sont continues et exagérées par le moindre mouvement de la malade. Il existe une très grande hyperesthésie de la peau. Pas de gonflement notable, pas de douleur, ni de chaleur de la peau ; la nuit, la malade est réveillée en sursaut par de véritables crises douloureuses. Cet état douloureux dure 3 semaines consécutives avec une intensité qui va s'atténuant et arrive enfin à une résolution complète.

Il est important de décrire cette manifestation légère comme exprimant une sorte d'infection atténuée servant pour ainsi dire de point de départ aux formes beaucoup plus graves que nous allons maintenant décrire.

2° *Forme aiguë suppurée*

Cette forme débute d'ordinaire d'une façon assez brusque dans le déclin ou pendant la convalescence de la fièvre typhoïde.

Elle se caractérise d'emblée par deux ordres de symptômes : les douleurs et la fièvre.

Les douleurs revêtent des caractères particuliers : elles sont vives, excruciantes, localisées en un point du squelette, le plus souvent, comme nous l'avons déjà dit, au niveau de la diaphyse d'un os long. Sous l'influence de la pression et des mouvements, les douleurs s'exaspèrent et deviennent si intenses, si violentes que le plus léger attouchement arrache des cris aux malades.

La position verticale exagère encore les souffrances et amène souvent un œdème de la région atteinte. On a noté également l'exacerbation des douleurs pendant la nuit ; par contre, la pression et la percussion de l'os au voisinage de la tumeur ne sont pas douloureuses.

En même temps qu'apparaissent les douleurs, la température s'élève : elle atteint parfois 38°, 38°5 le premier jour, pour s'élever bientôt à 39 et 40°. Le malade ressent parfois aussi des frissons, du malaise, un état saburral plus ou moins marqué de ses voies digestives.

Au bout de quelques jours, de 2 à 4 le plus souvent, apparaît le gonflement ; il est d'abord limité et forme une tuméfaction légère, faisant corps avec l'os ; cette petite tumeur est dure, résistante, bien limitée. La peau à son niveau est lisse et de coloration normale.

A ce moment la maladie peut évoluer de deux façons : ou bien la lésion tend à la résolution, ou bien la suppuration s'établit.

Dans le premier cas, la tumeur commence bientôt à diminuer de volume ; la douleur diminue et la fièvre tombe et tout bientôt rentre dans l'ordre. Quelquefois cependant la tuméfaction persiste encore pendant longtemps, et ce n'est qu'au bout d'un temps très long que la guérison survient, parfois même incomplète, une ostéite productive se développant après résorption du pus pour former une hyperostose ou une exostose.

Quand la lésion osseuse au contraire doit suppurer, la tumeur augmente progressivement, la fièvre atteint son maximum, la douleur est à son apogée.

C'est à ce moment, environ de 8 à 10 jours à 4 semaines après le début, que la peau devient rouge, lisse, œdémateuse; la tumeur donne à la palpation la sensation de fluctuation, mais de fluctuation profonde, difficile à percevoir dans quelques cas.

Dès lors, ou la collection est incisée, ou bien la peau s'amincit, s'ulcère et il se fait une ouverture spontanée par où le pus s'échappe.

Dans les deux cas, la fièvre tombe, les douleurs cessent. Si le cas est léger, sans ostéite concomitante bien marquée, la fistule ne tarde pas à se fermer après évacuation de l'abcès sous-périostique. Mais s'il y a eu altération plus profonde du tissu osseux et suppuration de la moelle centrale, une fistule persiste et le stylet introduit dans le trajet, permet de constater que l'os est dénudé et nécrosé. Ce n'est qu'après l'élimination spontanée ou l'ablation chirurgicale d'un ou plusieurs séquestres que la suppuration s'arrête et que le malade guérit définitivement, si la lésion ne se reproduit pas *in situ* ou sur un autre point du squelette, fait assez fréquent ainsi que l'a montré, il y a déjà longtemps, Terrillon.

Nous croyons utile, pour permettre la comparaison avec les autres formes, de rapporter ici les observations suivantes, prises parmi les plus typiques et dans plusieurs desquelles l'ostéo périostite relève d'une infection mixte.

Observation III

(Résumée)

Garçon âgé de 10 ans, entre le 6 avril 1890 à l'hôpital.

Il y a six semaines, il a été atteint d'une affection que l'on a qualifiée de fièvre typhoïde et qui, dès le début s'est accompagnée d'une douleur dans la jambe droite avec impotence partielle du membre et difficulté de la marche.

Il y a quelques jours la douleur est devenue plus violente : la fièvre augmente et atteint 40° le soir.

Le tiers inférieur de la jambe droite est tuméfié et œdémateux. La surface de la tuméfaction est rouge, chaude, sillonnée de grosses veinosités. La palpation, douloureuse, permet de sentir une sensation de fluctuation profonde. La douleur devient de plus en plus intense à mesure qu'en descendant on se rapproche de la ligne épiphysaire : à ce niveau elle est exquise.

Le 8 avril 1890, incision sur la face interne du tibia permettant de donner issue à un pus rougeâtre.

L'examen bactériologique permet de déceler le bacille d'Eberth associé au staphylocoque doré.

Observation IV

(Traduite de Klemm. — *Archiv. für klinische chirurgie.*, t. XLVI. p. 573.)

Th. B..., âgé de 14 ans, issu d'une famille exempte de toute tare tuberculeuse. Fièvre typhoïde il y a un an. Depuis 5 mois, le malade se plaint de douleurs violentes, siégeant à la cuisse droite. L'affection a débuté par une fièvre élevée qui a cédé bientôt sous l'influence du repos au lit ; néanmoins il se forma dans la cuisse droite une tuméfaction à accroissement rapide.

État actuel. — Le malade est de taille moyenne, anémié, amaigri. Pas de tuméfaction de la rate. Pas d'albumine dans les urines.

Le membre inférieur droit est de 1 centimètre et demi plus long que le gauche ; la jambe droite est fléchie au niveau du genou, suivant un angle de 120 degrés ; sous le chloroforme, on réussit à la redresser et à la placer dans l'extension complète. Le tiers inférieur et le tiers moyen de la cuisse droite sont épaissis ; la mensuration montre que la différence de volume entre les deux membres inférieurs est peu appréciable à la partie supérieure et atteint son maximum à la partie inférieure de la cuisse.

En dehors d'un réseau veineux un peu plus apparent, on ne constate aucun changement des parties molles, au niveau de la tumeur. Pas de différence au point de vue de la température locale à droite ou à gauche ; pas de douleur à la palpation. Celle-ci permet de constater sur l'os, au niveau de l'union du tiers moyen avec le tiers supérieur, une différence de niveau évidente. Fluctuations avec grandes oscillations dans le tiers inférieur.

Opération. — Incision sur le côté externe de la cuisse. Il s'écoule un liquide visqueux, de coloration jaune rougeâtre, dont la quantité totale est évaluée à 400 centimètres cubes environ. L'extrémité inférieure du fémur est dépourvue de son périoste. A la surface de l'os, du côté externe, on constate la présence d'un séquestre considérable, mais qui n'est pas encore complètement détaché. Ablation de toute la partie de l'os qui est en voie de nécrose ; celle-ci occupait presque toute l'épaisseur du fémur et mesurait 6 centimètres de longueur. Le séquestre qui était en voie de formation avait un aspect déchi-

queté ; il était entouré d'une couche de granulations jaune
rougeâtre. On ne trouve pas de pus.

La coque osseuse qui restait du fémur au niveau du séquestre est tellement mince qu'on la coupe avec le bistouri. Les
fragments sont réunis par un fil métallique.

La paroi du sac qui contient le liquide et le sépare des parties molles est formée par un tissu compact et résistant. Au
niveau de la nécrose, le périoste manque ; au-dessus il est con
servé mais très épaissi.

Le liquide a été recueilli pendant l'opération en vue de recherches bactériologiques. Les cultures donnent des microbes
qui présentent tous les caractères du bacille typhique.

Observation V

(Traduite de Klemm. — Arch. für klinische chirurgie, tome XLVI, p. 881.)

Il s'agit d'un jeune homme, F. H..., âgé de 39 ans, qui avait
toujours été bien portant et n'avait présenté qu'une scarlatine
dans l'enfance. Après 2 jours de malaise, cet homme com-
mença, le 13 décembre, une fièvre typhoïde ; il présente de la
céphalalgie, des vomissements, de la diarrhée.

Le 15 décembre. stupeur. délire, fièvre élevée : température,
40°5.

Le 17 décembre le malade est amené à l'hôpital.

C'est un homme de taille moyenne, un peu grêle. Pas de
ganglions, pas de cicatrices, pas d'exanthème. La muqueuse
pharyngienne est rouge ; la langue est rouge et sèche. La sensibilité est normale, les pupilles réagissent : le réflexe patel-
laire est conservé.

La respiration est accélérée, le pouls est régulier, uniforme,
100 pulsations par minute. La température atteint 39°9 au mo-

ment où le malade entre à l'hôpital. Les urines sont claires, acides et contiennent de l'albumine. Densité, 1023. Les poumons et le cœur sont normaux. Météorisme abdominal. Pas de tuméfaction appréciable de la rate.

Le 18 décembre, le météorisme abdominal a un peu augmenté ; quelques crachats teintés de sang. A gauche, en avant, sous la clavicule, matité et respiration bronchique ; même chose en arrière, à la partie supérieure. A droite, en arrière et en bas, matité avec râles bulleux fins. Dans la ligne axillaire gauche du thorax, quelques taches roséoliques.

La diarrhée persiste jusqu'au 25 décembre : il se produit une tuméfaction énorme de la rate ; l'abdomen est sensible à la pression. Les manifestations pulmonaires disparaissent graduellement. La température se maintient au-dessus de 39° avec de légères rémissions matinales.

Du 26 décembre au 6 janvier, les urines sont claires et ne contiennent pas d'albumine. Densité, 1009. Le malade est très affaibli.

Du 7 au 10 janvier, douleurs dans la région vésicale ; l'urine est trouble et contient de l'albumine.

Le 10 janvier, vomissements, polyurie avec beaucoup d'albumine, de sang et de cylindres dans l'urine.

Le 14 janvier, la température, qui était redevenue normale depuis le 6, monte et atteint 38°3 le 15 janvier.

Le 22 janvier, le thermomètre marque 40°5 et l'on trouve au milieu de la cuisse gauche une tumeur convexe en avant, fluctuante, ayant la grosseur du poing. Le malade est transporté en chirurgie ; là, on constate l'état d'une tuméfaction saillante ayant son siège au milieu de la cuisse droite. La peau, à ce niveau, est fortement tendue et luisante. Réseau veineux très net ; fluctuation manifeste avec douleurs excessives à la pression. Au milieu du côté interne de la cuisse gauche, on trouve une seconde tumeur fluctuante, très sensible à la pression, qui présente les mêmes caractères que celle du côté droit. Dans l'anesthésie chloroformique, on incise l'abcès du côté droit ; il s'écoule une quantité assez abondante de pus épais, gris-rougeâtre, mélangée de caillots sanguins. Pas d'épaississement de l'os.

A gauche, l'incision donne absolument le même résultat. Le haut degré de faiblesse du malade ne permet pas une intervention plus complète. Tamponnement, pansement.

Pendant l'opération, on recueille avec les précautions aseptiques usuelles, un peu de pus, en vue de l'examen bactériologique. La température monte bientôt au-dessus de 41° et le malade meurt dans la nuit.

Autopsie. — A la cuisse droite, on trouve l'incision longue et béante qui occupe l'abcès situé à ce niveau. Cet abcès décolle la peau et la musculature sur une grande étendue de la surface interne et postérieure de la cuisse ; en haut, il s'étend jusqu'au ligament de Poupart. Le pus est mélangé de caillots, il présente tous les caractères du pus de l'ostéomyélite.

Immédiatement au-dessous du petit trochanter, on sent une partie du fémur qui est rugueuse et dépouillée de son périoste.

Au milieu de la cuisse gauche, sur la face antérieure, on trouve une seconde incision qui conduit dans un abcès plus petit ; là aussi l'os est dénudé et rugueux. La section de la partie moyenne du fémur permet de constater à ce niveau l'existence d'un séquestre contourné en forme de demi-cercle et entouré de pus. Le séquestre a une longueur de 2 centimètres et une largeur de 1 centimètre. Infiltration purulente de la moëlle. Même chose au fémur droit : phlegmon diffus de la moëlle, mais le séquestre fait défaut.

On recueille aseptiquement du pus de la moëlle et de l'abcès ; en même temps on conserve des petits morceaux de la rate et des reins.

L'examen bactériologique révèle la présence de deux espè-

ces microbiennes associées, ce sont le bacille d'Eberth et le staphylocoque pyogène doré. Toutes les réactions caractéristiques du bacille d'Eberth ont été faites afin d'éviter la confu-
sion avec le coli-bacille.

OBSERVATION VI

Traduite de Klemm. — *Archiv. für klinische chirurgie*, 1894.

Une jeune fille de 10 ans, Sandicker E..., est malade depuis
huit jours. Elle entre à l'hôpital le 21 octobre 1893, présentant
tous les signes habituels de la fièvre typhoïde. Langue sèche,
recouverte d'un enduit épais. Respiration accélérée, pas d'ex-
pectoration. Pouls régulier, uniforme ; 120 pulsations par minute ; urines troubles, de coloration brune, sans albumine.

Météorisme abdominal avec douleur dans la région iléo-cœ-
cale. Diarrhée, vomissements, parfois un léger délire. Tuméfaction de la rate : état général très troublé. Température,
40°5, le jour de l'entrée à l'hôpital.

Le 8 novembre, on constate pour la première fois une légère
baisse de température. Néanmoins, du 8 au 14, le thermomètre se maintient généralement le matin autour de 38° ; le soir,
la fièvre est plus forte et atteint 40°.

Le 7 décembre, il se forme au niveau du grand trochanter
droit un abcès que l'on incise ; la peau est décollée jusqu'à la
région inguinale.

Le 13 décembre, sous le sommeil chloroformique, l'incision
de la peau est agrandie. La malade, tenant constamment la
cuisse fléchie sur l'articulation coxo-fémorale, dans le but de
prévenir la contracture, on profite de l'anesthésie pour placer
et maintenir la jambe dans l'extension, au moyen d'un bandage. Mais la malade est si peu calme que, le 18 décembre,

on doit enlever le bandage. A la même date, surviennent plusieurs frissons avec élévation de la température.

Le 21 décembre, apparaît une tuméfaction au milieu de la cuisse gauche. Elle s'accompagne de rougeur de la peau, rougeur qui gagne rapidement en intensité. La partie enflée est très sensible à la pression. La malade tombe rapidement en collapsus.

Le 23 décembre, la cuisse gauche est considérablement tuméfiée ; à la palpation, on constate une fluctuation manifeste s'accompagnant de crépitation comme dans l'emphysème. La percussion, au sommet de la tumeur, rend un son tympanique.

On fait une ponction aspiratrice avec une seringue de Pravaz, pour recueillir un peu de pus en vue de l'examen bactériologique. A travers la seringue, il s'échappe avec bruit des gaz d'odeur fétide.

Le 25 décembre, une fistule se forme spontanément, elle donne issue à une quantité abondante de pus fétide, de couleur brun-rougeâtre.

Mort dans le collapsus, le 28 décembre 1803.

Autopsie. — Au niveau du sacrum, on trouve une eschare allongée. La cuisse gauche est considérablement gonflée ; la tuméfaction commence un peu au-dessous du pli inguinal et descend jusqu'au tiers inférieur de la cuisse. Dans le tiers supérieur, on trouve, sur le côté externe, une fistule à bords amincis, par laquelle s'écoule du pus brun et fétide.

On incise la partie tuméfiée de la cuisse gauche et, dans le tiers supérieur, on met à découvert une cavité s'étendant de la pointe du grand trochanter à l'union du tiers supérieur avec le tiers moyen.

Au fond de cette cavité, qui est remplie de pus fétide, on trouve le fémur rugueux, dénudé de son périoste. Les parois de la poche sont formées par la musculature qui est en grande partie transformée en une masse brune, fétide, ramollie. Extérieurement, le foyer s'étend presque jusqu'à la peau ; celle-ci est très amincie aux alentours de l'ouverture fistuleuse. Œdème dur de la cuisse dans le tiers inférieur.

On extrait le fémur, et, sur l'os libéré de son périoste, on constate une blessure superficielle assez étendue ; la tête fémorale est intacte. Pas de suppuration dans la moelle centrale.

L'examen bactériologique a permis de constater l'existence dans le pus de deux espèces microbiennes associées : le bacille d'Eberth et le colibacille.

Observation VII

(Thèse de Rendu)

G....Adolphe, âgé de 8 ans, s'est toujours bien porté jusqu'à la fin de février 1878, époque où il fut atteint d'une fièvre typhoïde à prédominance cérébrale. Cette fièvre dura près de six semaines.

Le soir du premier jour où il se leva, peut-être un peu précocement, il se plaignit de douleurs vives dans la jambe gauche et la nuit fut très agitée. Le surlendemain, l'enfant était fatigué et ne se plaignait point de sa jambe, mais la nuit qui suivit les douleurs se réveillèrent plus vives encore que la veille.

Le médecin appelé trouva l'enfant avec une fièvre intense. La jambe gauche était très enflée et fort douloureuse à la pression et au moindre mouvement, si léger fût-il. Un vaste abcès ne tarda pas à se former, et, deux jours après, une première incision fut faite à la partie externe de la cuisse, au-dessous du grand trochanter. Il sort un flot de pus, et le doigt intro-

duit dans la plaie constate la dénudation du fémur, dénuda-
-tion d'au moins 2 à 3 centimètres.

Trois jours après, une seconde incision est faite au niveau
de la limite inférieure de l'abcès et il sort encore du pus.

A la suite de cette double intervention, l'état typhique dis-
paraît et l'enfant recouvre l'appétit et le sommeil. Le fémur,
percuté avec un stylet, donnait un son sec sous l'instrument
et semblait indiquer une certaine tendance à la nécrose.

27 avril. — L'état local va de mieux en mieux. La plaie
bourgeonne considérablement et les bourgeons des bords
sont unis à ceux qui s'étalaient sur l'os. Toutes les parties de
ce dernier semblent le siège d'une vascularisation très intense.

Juin. — La cicatrisation est à peu près complète. Mais le
fémur présente une hypérostose marquée et s'étendant aux
trois quarts supérieurs de l'os ; elle va en diminuant d'une
façon régulière à mesure qu'on se rapproche de l'extrémité
inférieure.

Juillet. — L'enfant marche facilement, sans claudication.
Cependant, le fémur est encore manifestement augmenté de
volume ; l'enfant ne souffre plus même quand on appuie fortement sur la cuisse.

OBSERVATION VIII

(Colzi. Suppuration due au bacille d'Eberth. La sperimentale, 1890, p. 623)

Thérésa G..., âgée de 12 ans, est prise en septembre 1889
de fièvre, délire, diarrhée. Le médecin diagnostique une fièvre typhoïde.

Après 21 jours, la malade commençait à se lever quand la
fièvre reprit avec violence, accompagnée de céphalalgie, de

prostration et d'une constipation opiniâtre. Après 22 jours de cet état, la température étant toujours très élevée et la faiblesse extrême, la malade fut prise d'une douleur très vive à la jambe droite ; cette douleur était continue avec des exacerbations très pénibles.

Pas de changement de forme ni de volume, seulement au bout de quelque temps, un peu de rougeur, puis de chaleur et de douleur à la pression.

Cinq jours après l'apparition de ces phénomènes, se formait au point douloureux une tuméfaction circonscrite, qui augmenta les jours suivants. Au bout de 18 jours de souffrances, la malade vient à la clinique ; elle avait la physionomie abattue, répondant péniblement aux questions, pour retomber aussitôt dans sa stupeur ; la langue était sèche, blanche, les dents fuligineuses, la rate grosse. Température, 38°6.

A la jambe existe une tumeur circonscrite : la peau est rouge, chaude, œdémateuse. La sensibilité est très vive : il existe de la fluctuation. Cet état dure 3 jours. Le quatrième jour, on se décide à intervenir ; une incision de six centimètres ouvrit une petite cavité abcédée, au fond de laquelle l'os était dénudé ; la petite perte de substance osseuse était remplie par un tissu de granulation ; raclage, puis pansement. La température devint normale, mais l'état de profond abattement persista longtemps, tandis que la réparation progressait normalement. Le 25 janvier, la malade sortait guérie.

L'examen bactériologique, très complet, montre que le pus contenait une seule et unique espèce microbienne : le bacille d'Eberth.

Observation IX

Publiée par Barbacci (Lo sperimentale). — Résumé

Jeune fille de 19 ans. Fièvre typhoïde grave. Pendant que persistent les phénomènes fébriles apparaissent des douleurs erratiques par tout le corps. Les plus vives sont localisées à la cinquième côte, près de l'articulation sterno-costale. Les douleurs errantes diminuent au bout de quelques jours, mais la douleur costale persiste et il se forme une tuméfaction qui atteint le volume d'un œuf de pigeon. Incision un mois après, à cause de la faiblesse de la malade qui a fait différer l'ouverture ; une cuillerée à café de pus crémeux jaune verdâtre s'échappe. La côte profondément lésée est réséquée sur une longueur de 3 à 4 centimètres. Guérison rapide.

Examen bactériologique : il n'existe dans le pus qu'une seule espèce de microorganisme : le bacille d'Eberth.

Ces diverses observations nous montrent bien quel est le tableau ordinaire de l'ostéo-périostite aiguë typhique. Cette forme, nous l'avons dit, est une des mieux connues. Elle est souvent due au bacille d'Eberth, seul ou associé à d'autres microorganismes ; les recherches bactériologiques l'ont montré. Cependant, il faut dire, d'après les remarquables observations et études déjà anciennes de Chantemesse et Widal, que le bacille d'Eberth a plutôt de la tendance à faire des lésions osseuses à évolution plus lente, à tendance plus chronique, des suppurations froides ou à réaction subaiguë. Il est certain que ce sont ces formes subaiguës et chroniques que l'on rencontre le plus souvent dans la convalesrence des fièvres typhoïdes et qui sont absolument caractéristiques de l'infection éberthienne, seule ou associée.

3° Forme chronique

Cette forme débute plus tardivement que la précédente. Elle a une évolution essentiellement lente et chronique, avec des poussées subaiguës plus ou moins nombreuses selon les cas: « La fièvre peut faire totalement défaut, les symptômes généraux manquent, et la lésion évolue pendant des mois et même pendant plus d'une année sous le masque d'une ostéopathie syphilitique ou tuberculeuse. »

C'est la douleur qui donne généralement l'éveil et annonce le début de l'affection. Elle peut apparaître brusquement s'accompagnant d'un peu de fièvre, dans la convalescence d'une dothiénentérie, comme dans le cas qu'il nous a été donné d'observer, ou bien s'établir d'une façon progressive.

Quoi qu'il en soit, la douleur est un symptôme constant: son intensité est d'ailleurs très variable, souvent extrêmement intense, quelquefois presque nulle; les souffrances présentent des exacerbations et de véritables crises sous l'influence de la marche, du travail exagéré, etc.

Peu après l'apparition des premières douleurs (un mois et demi cependant dans le cas de M. le professeur Forgue), on constate au niveau du point douloureux, la présence d'une petite tuméfaction, qui s'accroît très lentement. La peau à son niveau présente son aspect normal, pas d'élévation de température, aucune réaction générale.

Dès lors l'affection peut évoluer vers deux issues différentes : la suppuration, la formation d'exostoses. Dans le premier cas, la forme appelée forme chronique suppurée, la tuméfaction s'accroît progressivement et au bout de quelque temps, la peau devient lisse, rosée, tendue, œdémateuse. A la palpation on a la sensation de fluctuation de plus en plus nette. Les douleurs qui souvent avaient un peu disparu et ne se réveillaient plus que par accès, survenant soit par suite de fatigues, soit même spontanément, reparaissent, acquièrent une grande intensité et ne cèdent qu'à l'ouverture spontanée ou chirurgicale de l'abcès. L'incision donne issue à une quantité de pus généralement considérable. Fréquemment il persiste une petite fistule par laquelle se fait de temps en temps un petit écoulement purulent jusqu'au jour où un ou plusieurs séquestres sont éliminés ou enlevés par le chirurgien.

L'évolution de ces lésions est donc extrêmement lente, et Chantemesse et Widal citent des cas où les signes objectifs de certains foyers se sont manifestés plus d'un an après la dothiénentérie, la lésion osseuse étant ainsi restée sommeillante pendant de longs mois. C'est bien là le type de la forme chronique d'emblée.

Le deuxième mode d'évolution de l'ostéo-périostite post-typhique chronique constitue la forme appelée forme hyperplasique, ou bien encore, dans certains cas où la néoformation osseuse est si intense qu'elle couvre et comble presque le canal médullaire, ostéopériostite éburnée typhique.

Après un début analogue à celui que nous avons décrit pour la forme suppurée, les douleurs spontanées diminuent progressivement et finissent par disparaître. Quelquefois cependant il peut persister des élancements douloureux dans le membre atteint, véritables névralgies osseuses, comparables en tous points à celles que l'on signalé dans les cals douloureux ; la tuméfaction, au lieu de se ramollir, donne la sensation d'une tumeur dure, de consistance osseuse, généralement tout à fait indolore.

La peau à ce niveau reste saine et mobile ; elle ne présente ni œdème ni réseau veineux. La tumeur grossit très lentement et peut acquérir un volume très considérable. M. Chantemesse a observé un cas dans lequel les exostoses développées sur les os du membre inférieur avaient amené une déformation complète du membre.

Notons que de temps à autre, il se fait au niveau de la tumeur des réveils douloureux qui peuvent apparaître aussi intenses qu'au début, mais qui, en général, ne persistent pas.

Telle est la description typique de l'ostéo-périostite typhique chronique hyperplasique ; nous voyons qu'elle à un début subaigu, douloureux qui attire l'attention du malade.

Quelquefois ce début n'existe pas et l'on a alors affaire à une variété qui a été bien discutée et niée par beaucoup d'auteurs : la forme chronique d'emblée.

Un malade ayant eu la fièvre typhoïde quelques mois ou même un an avant, constate par hasard la présence d'une ou de plusieurs grosseurs sur le tibia généralement. Celles-ci, nées sans douleur, comme on le voit, continuent à se développer lentement, insidieusement. Le malade peut même ignorer leur existence quand elles ont un volume restreint et qu'elles sont d'une indolence parfaite. Elles évoluent de la même façon que les précédentes arrivées au stade chronique.

Signalons en terminant la transformation possible de ces formes hyperplasiques en formes purulentes. Un abcès sous-périostique isolé ou communiquant avec un foyer médullaire, peut se constituer et désagréger le tissu osseux comme dans les ostéomyélites suppurées ordinaires. Le processus de raréfaction l'emporte sur le processus de condensation et aboutit à la destruction.

OBSERVATION X

(Thèse de Gardiol)

Ostéo-périostite éburnée typhique. — Evidement du tibia. — Guérison.

Jeune fille de 17 ans, antécédents personnels et héréditaires nuls. Fièvre typhoïde de faible intensité en novembre 1902.

En janvier 1903, tuméfaction très douloureuse du tibia droit, à l'union du tiers moyen et du tiers inférieur, qui augmente rapidement jusqu'à prendre le volume d'un petit œuf de poule. A son niveau, la peau est rouge et violacée avec des caractères nettement inflammatoires. Pendant deux mois douleurs très violentes et paroxysmes provoqués par la marche et la pression. La tuméfaction diminua peu à peu de volume, en même temps que la peau reprit son aspect normal. A partir du mois d'octobre 1903, la tuméfaction est restée stationnaire et indolore. Elle ne gêne en rien la marche, mais préoccupe vivement la malade, qui demande à en être débarrassée. A l'examen, on voit au niveau du tibia droit une saillie de 5 centimètres de hauteur, ayant la largeur de la face interne de l'os recouverte par une peau normale, non fistulisée, non ulcérée. A son pôle inférieur, la pression détermine une douleur assez aiguë. Rien dans l'articulation du genou. Pas de gêne pour la marche, pas de varices.

Le 14 janvier 1904, opération. Le périoste décollé et récliné, on sent nettement les limites de l'hyperostose, qui présente un orifice presque entièrement oblitéré à sa partie inférieure, au point où la pression était douloureuse ; ce pertuis té-

moigne que l'os s'est trépané spontanément et qu'un foyer médullaire s'est ouvert sous le périoste ; il y a eu probablement
abcès en bouton de chemise. On trépane cet os qui a la dureté
de l'ivoire, et l'on arrive dans le canal médullaire, considérablement réduit de volume et dans lequel on trouve quelques
gouttes de pus épais et bien lié. Curetage énergique. Pansement à la gaze aseptique.

Les suites opératoires sont excellentes. Le 5 février la cicatrisation est complète ; la région est absolument indolore ; à
son niveau le tibia a sa forme et son volume normaux.

Examen bactériologique : les tubes ensemencés au cours de
l'opération restent stériles.

OBSERVATION XI

Exostoses du tibia (Orlof)

Une jeune fille de 22 ans, prise de malaise au milieu de janvier, s'alite le 24, atteinte d'une fièvre typhoïde qui va durer
6 semaines.

Dans les derniers jours qu'elle a passés au lit, elle a res-
senti des douleurs à la face antérieure du tibia ; ces douleurs
augmentent par la marche. La jambe est enflée. Le même état
résiste longtemps avec des alternatives d'aggravation et d'amélioration. Pendant les mois de juin et juillet, les douleurs ont
complètement disparu. A la fin d'août elles recommencent et
deviennent très vives. L'enflure de la jambe persiste. Les trai-
tements essayés ne produisant aucune amélioration, la malade
se décide à l'opération.

Le 26 décembre on fait une incision jusqu'à l'os ; on trouve
un foyer osseux qui est enlevé à la curette et à la gouge ; entre
le périoste épaissi et la surface rugueuse de l'os, existe une

masse gris-rouge, grosse comme une noisette ; à l'œil nu, elle
donne l'impression de granulations tuberculeuses ; elle est
pourtant plus consistante et plus polie. Une fois cette masse
enlevée, reste une élevure grosse comme une tête d'épingle
qui mène à une excavation osseuse remplie du même tissu de
granulation que l'abcès sous-périostique.

Les douleurs disparaissent après l'opération pour ne plus
revenir.

Examen bactériologique. — Les masses granuleuses sont
semées sur gélatine, agar, pomme de terre. L'auteur a pu se
convaincre par des cultures répétées qu'il s'agissait du bacille typhique sans mélange.

OBSERVATION XII

Exostose du tibia (Péan et Cornil, Bulletin de l'Académie, 1887).

Mlle M..., 19 ans, contracte la fièvre typhoïde au mois de
juillet 1890. La maladie dure 30 jours environ. Dans la convalescence (première quinzaine d'octobre), il est survenu une
douleur fixe à la partie moyenne du tibia gauche. On constate
une tuméfaction du périoste, de 5 centimètres d'étendue. Une
incision pratiquée jusqu'au périoste donne issue à un peu de
pus bien lié, mais l'opération ne fait cesser ni la douleur, ni
l'accroissement de la tuméfaction.

Vers le 7 mars, il existait deux tumeurs sur la diaphyse du
tibia gauche et une sur le tibia droit. Les trois tumeurs sont
douloureuses et ont la même constitution osseuse.

Le 21 mars on opère ces exostoses. Au-dessous du derme
épaissi, infiltré, existait un premier foyer périostique qui com-
muniquait avec une cavité creusée au-dessous des couches su-
perficielles osseuses, dans le tissu compact de la diaphyse ;

cette cavité était remplie d'un tissu rosé, très vascularisé ; la cavité médullaire n'était pas intéressée. La malade a guéri de ces exostoses.

Examen bactériologique. — Les fragments d'os et de tissu embryonnaire ensemencés sur six tubes de gélatine, ont donné des cultures de bacille d'Eberth absolument pur.

OBSERVATION XIII

Abcès froid typhique (Chantemesse et Widal). — Abrégée

M. C.,., 28 ans. Pendant la convalescence d'une fièvre typhoïde avec rechutes en janvier 1890, survient une périostite du tibia. On incise, mais il persiste une fistule par laquelle s'écoule du pus.

Actuellement, 4 ans après le même état de la fistule persiste. A la fin de janvier 1890, apparaissent les premières douleurs à la partie postérieure et inférieure de la cuisse gauche ; la région se tuméfie ; vives douleurs nocturnes ; incision en mai. La plaie reste fistuleuse environ trois mois, troisième foyer à la première phalange du médius gauche. En 1891, au niveau du cubitus gauche, incision. Pendant toute la longue durée de cette série de foyers ostéomyélitiques, le malade ne se rappelle avoir souffert à aucun moment de frissons ou de fièvre. L'état général n'a pas été atteint ; le malade a continué ses occupations.

Bactériologie. — Bacille d'Eberth. Ici le bacille a persisté 18 mois après l'apparition de la fièvre typhoïde et 15 mois après l'apparition d'abcès qui le recèlent.

DIAGNOSTIC

Le diagnostic est facile dans la plupart des cas. Il est simplifié par la recherche des commémoratifs et la notion bien établie d'une fièvre typhoïde ayant précédé de quelques jours ou de quelques semaines le début de l'affection osseuse.

Quelquefois cependant l'ostéopériostite évolue avec un ensemble de symptômes tel que le diagnostic doit être longuement discuté avec celui d'autres affections qu'elle peut simuler.

La forme rhumatoïde peut être confondue avec une névrite et le rhumatisme articulaire aigu. Le siège exact de la douleur, recherché par la palpation, permettra de reconnaître la névrite. La distinction est plus difficile à faire avec le rhumatisme lorsque l'inflammation typhique se localise de préférence aux épiphyses et provoque un certain degré d'arthrite dans l'articulation voisine et du gonflement périarticulaire. Mais les commémoratifs, les exacerbations nocturnes de la douleur, l'accroissement rapide de la taille, l'apparition des vergetures viennent éclairer le diagnostic.

La forme aiguë suppurée doit être distinguée de l'ostéomyélite des adolescents. Elle peut présenter parfois de grandes analogies avec cette dernière affection, surtout quand celle-ci revêt la forme qu'on a désignée sous le nom de forme typhoïde : alors le diagnostic peut être hésitant entre une fièvre typhoïde à localisation osseuse et une ostéomyélite aiguë à forme typhoïde.

L'étude des commémoratifs sera encore ici précieuse : dans le cas de fièvre typhoïde avec complication osseuse, la maladie générale précède la douleur et la tuméfaction osseuse ; au contraire, dans l'ostéomyélite aiguë, la lésion osseuse, révélée par l'exploration méthodique et minutieuse de l'os, est souvent la première en date ; les phénomènes généraux ne se déclarant qu'après la douleur locale.

En outre, deuxième point sur lequel la différence est grande entre les deux affections : le siège de la lésion est différent dans l'ostéomyélite post-typhique, la localisation osseuse siège presque toujours sur la diaphyse d'un os long : elle est nettement circonscrite et ne montre pas de tendance à l'envahissement. Au contraire, début au niveau du cartilage juxta-épiphysaire, extension fréquente du côté de la diaphyse et de l'articulation voisine, évolution beaucoup plus rapide, apparition précoce de l'abcès sous-périostique, œdème et gonflement considérable du membre atteint, tels sont les caractères principaux de l'ostéomyélite aiguë des adolescents.

Quand les complications osseuses de la fièvre typhoïde revêtent une marche chronique, il serait possible de les confondre avec la tuberculose osseuse.

Les douleurs existent dans les deux cas, l'évolution est la même, lente et insidieuse, sans réaction générale fébrile. Ici encore l'étude des antécédents nous donnera des renseignements importants ; l'existence de cicatrices ou de chapelets ganglionnaires cervicaux, la constatation de lésions tuberculeuses pulmonaires, l'atrophie musculaire dans la région atteinte feront songer à la tuberculose osseuse. Le siège est aussi important à considérer : les lésions tuberculeuses siègent dans le tissu spongieux des os longs, au niveau des épiphyses ; elles provoquent l'engorgement des ganglions correspondants et surtout tendent à envahir les articulations voisines.

Au contraire, la notion d'une fièvre typhoïde antérieure, l'exacerbation nocturne des douleurs, la rareté des propagations articulaires, le début fréquent des lésions par la couche sous-périostée, tous ces signes coïncidant avec un état général qui reste satisfaisant malgré la longue durée de l'affection, aideront à faire le diagnostic de l'ostéomyélite post-typhique.

Quelquefois, il faut bien l'avouer, le diagnostic clinique est insurmontable et il faut s'adresser à des moyens de laboratoire pour distinguer les deux affections.

D'abord, quand le pus sera formé, l'examen macroscopique et microscopique de ce pus retiré par ponction de l'abcès ou évacué, s'imposera. Macroscopiquement, le pus tuberculeux diffère du pus typhique qui est bien lié, huileux, sans grumeaux, de couleur brune ou rougeâtre.

L'examen bactériologique de ce pus, quand il révélera la présence du bacille de Koch lèvera tous les doutes et affirmera la nature de la lésion osseuse.

Dans les cas difficiles enfin, on pourra faire appel au séro-diagnostic.

Achard a pu constater l'agglutination 118 jours et un an après la fièvre typhoïde. Lowet et Witthington ont également obtenu un résultat positif 6 mois après la dothiénentérie. Mais Bathy, Conradi, cités par Lacroix, n'ont pas obtenu l'agglutination alors que le bacille d'Eberth existait dans le pus ; la méthode n'est donc pas infaillible.

Le diagnostic peut encore se poser entre l'ostéomyélite typhique et les lésions syphilitiques des os. Celles-ci peuvent survenir dès la période secondaire ; elles se présentent alors sous la forme de périostoses siégeant de préférence sur le tibia et le crâne, s'accompagnant de violentes douleurs nocturnes ostéocopes et dont la terminaison est la résolution.

A la période tertiaire de la syphilis appartient l'ostéomyélite gommeuse dont les caractères sont les suivants :

Siège le plus fréquent : diaphyse des os longs et crâne ; douleurs violentes auxquelles vient s'adjoindre une tuméfaction osseuse, survenant au bout d'un temps très variable qui peut aller de 2 à 30 ans après l'accident primitif.

Absence habituelle de suppuration et de nécrose, rareté de l'engorgement ganglionnaire.

Tous ou à peu près tous ces caractères se retrouvent dans l'ostéite post-typhique ; aussi le diagnostic est-il difficile dans un certain nombre de cas.

C'est alors que l'étude approfondie des commémoratifs pourra rendre les plus grands services ; l'interrogatoire du malade au point de vue de ses antécédents pathologiques, la constatation dans d'autres régions de lésions manifestement spécifiques, l'existence sur le corps d'un stigmate révélateur dans la syphilis ancienne, la symétrie des lésions si fréquemment observée dans la syphilis et surtout les résultats fournis par le traitement spécifique éclaireront le diagnostic.

Enfin dans les formes chroniques des ostéopériostites post-typhiques, un autre problème de diagnostic se pose : le diagnostic de lésion osseuse post-typhique est posé, mais quelle est la forme anatomique de cette lésion ?

Il est certain que quand il s'agit d'une ostéopériostite chronique suppurée formant un abcès froid typhique venant paraître sous les téguments, le diagnostic est facile.

Mais quand il s'agit d'une forme chronique avec formation d'hyperostose on peut se demander s'il s'agit d'une ostéopériostite ordinaire caractérisée par un épaississement du périoste recouvrant comme un couvercle un petit abcès osseux et un séquestre comme dans le cas de M. le professeur Forgue, ou au contraire d'une éburnation ayant oblitéré le canal médullaire.

M. Jeanbrau (*in* thèse de Gardiol), donne trois éléments permettant de résoudre ce petit problème de diagnostic :

1° L'indolence de la lésion osseuse, due sans doute à l'absence de tout processus inflammatoire actuel dans le tissu osseux (le bacille d'Eberth est peu pyogène par lui-même ; emprisonné dans un foyer osseux, il meurt facilement, et sa mort stérilise la portion d'os qui a réagi contre son attaque).

2° L'absence de suppuration et de fistulisation spontanée qui témoigne que l'infection a été atténuée : c'est une preuve en faveur de l'existence d'une zone d'ostéite condensante.

3° Enfin la radiographie fournira la preuve matérielle de la lésion. S'il y a un épaississement osseux très considérable, il sera trahi par une ombre fortement opaque sur le cliché.

PRONOSTIC

Pour n'être pas mortelles, les complications osseuses de la fièvre typhoïde offrent cependant un certain degré de gravité, soit par le fait de l'apparition de phénomènes aigus qui retardent d'autant la convalescence, déjà si pleine d'écueils, d'une maladie comme la dothiénentérie, soit par leur longue durée dans certains cas, avec la persistance de suppurations multiples, de fistules se fermant et se rouvrant pendant de longues années.

Néanmoins, après des délais plus ou moins longs, la guérison est la règle. Gangolphe pense que dans plus des trois quarts des cas, la terminaison se fait par résolution simple, puis il ajoute : « Les cas dans lesquels survient la nécrose sont excessivement rares ; il en existe toutefois dans lesquels la maladie osseuse a pu se prolonger et même récidiver pendant plusieurs années. »

Au point de vue du pronostic, la localisation des lésions présente un certain intérêt ; à ce point de vue nous signalerons la gravité des lésions osseuses post-typhiques ayant leur siège sur le maxillaire supérieur. Dupont a relaté dans sa thèse 3 cas de mort par nécrose du maxillaire supérieur, consécutive à une typhoïde, ayant trait, le premier à un enfant de 6 ans mort au bout de 7 jours, le second à un enfant de 4 ans et 9 mois mort au bout de 8 jours, et le dernier à un jeune garçon de 16 ans et demi, dont la mort n'est survenue que 15 jours après l'apparition des douleurs locales.

Grave est également le pronostic quand il s'agit de lésions de l'apophyse mastoïde, cette localisation pouvant s'accompagner de lésions méningitiques, ainsi que Murchinson en a observé un cas.

Un autre élément important du pronostic, c'est l'état général de l'individu ; moins celui-ci aura été débilité par la dothiénentérie, plus il pourra résister à l'inflammation du tissu osseux.

Pour la même raison, l'individu atteint de lésion osseuse pendant sa convalescence et à une période tardive de celle-ci, alors que son organisme a eu le temps de prendre de nouvelles forces, résistera mieux que celui chez lequel la dothiénentérie et la lésion osseuse évoluent simultanément.

C'est dans ces cas où le sujet est profondément débilité que l'on voit survenir des complications osseuses qui évoluent avec le tableau clinique de l'ostéomyélite infectieuse la plus accentuée.

Bruh en a publié une observation bien nette. Il s'agissait d'un malade qui, au trentième jour de la convalescence d'une fièvre typhoïde, ressentit des douleurs au niveau de l'extrémité inférieure de l'humérus. Quarante-huit heures après l'apparition de la douleur, la température atteignant 40° et le membre étant le siège d'un gonflement phlegmoneux énorme, l'incision large et la trépanation de l'humérus amenèrent la guérison.

Un peu plus fréquents sont les accidents septico-pyohémiques que l'on peut observer au cours de l'ostéomyélite post-typhique et qui assombrissent considérablement le pronostic de cette affection. 3 cas de Rendu se sont terminés par la mort.

Enfin, si les formes suppurées surtout aiguës peuvent comporter un pronostic sérieux, il faut aussi insister sur la gravité du pronostic des formes chroniques avec production d'exostose ou d'hypérostose.

En effet, ces formes ne guérissent pas toujours complètement ; en outre de la souffrance occasionnée pendant de longs mois par les douleurs ostéocopes, accompagnées de crises fulgurantes, il peut se produire des déformations du squelette qui, limitées, seront facilement enlevées par le chirurgien, mais qui, généralisées à tout un membre, comme le prouve une observation de Chantemesse, conduisent peu à peu à une véritable infirmité, avec atrophie, contracture et déformation du squelette.

Il faut dire cependant que ces graves altérations sont très rares et l'observation de Chantemesse est la seule à l'heure actuelle où les lésions soient arrivées à un degré aussi accentué.

TRAITEMENT

Le traitement devra être d'abord prophylactique. Dès que le malade entrera en convalescence, il devra éviter avec soin tout traumatisme, même le plus léger, et ne pas s'exposer au refroidissement ; ces deux causes peuvent, en effet, amener dans le système vasculaire, des modifications capables de ralentir le courant sanguin, et par conséquent de créer, au niveau du point atteint, un lieu d'élection pour le développement des microorganismes.

Si malgré ces précautions prophylactiques, les symptômes du début de la lésion osseuse se révèlent, la première indication c'est de conseiller le repos absolu dans l'horizontalité ; les malades s'y soumettent d'ailleurs assez facilement en raison des paroxysmes douloureux que produit le moindre mouvement.

Dans les cas légers, le repos au lit suffira pour amener la résolution complète au bout d'un temps variable. On a conseillé dans le but de calmer les douleurs, les onctions à l'onguent napolitain associé à l'extrait de belladone, et de nombreuses pommades résolutives. D'autres auteurs se trouvent bien de l'emploi des révulsifs ordinaires : sangsues, vésicatoires. Ces moyens médicaux méritent d'être essayés.

Mais quand les symptômes locaux s'aggravent, quand la tumeur de dure qu'elle était devient molle et fluctuante, quand la peau devient lisse, tendue, érythémateuse, quand les douleurs augmentent, quelle est la conduite à tenir ?

Malgré la résolution possible et sur laquelle comptent encore trop quelques auteurs, dès que l'abcès sous-périostique est formé, il faut l'inciser et évacuer le pus.

Il faudra que l'intervention soit large dans ces ostéopériostites aiguës post-typhiques : on ouvrira largement la tumeur, l'incision ira jusqu'à l'os qui sera ruginé et gratté. Quand le tissu osseux sera profondément altéré, dénudé sur une grande étendue, il sera logique de faire la trépanation de l'os dans le but d'évacuer le pus qui pourrait exister dans le canal central, qui dans ce cas est cureté, lavé largement avec un antiseptique énergique, l'eau oxygénée par exemple, et bourré avec une lanière de gaze iodoformée. Ici comme plus encore peut-être que dans l'ostéomyélite aiguë des adolescents, il faut bien se garder de faire une résection précoce. En effet, l'affection guérit très souvent par cette première intervention, et en tous cas, même si l'affection ne doit pas guérir, il faut attendre pour faire une opération plus large, que la nature ait le temps de bien limiter la nécrose, le séquestre formé dans ces cas d'ostéite post-typhique étant ordinairement tout petit.

Plus tard, s'il persiste une fistule, il faudra, après avoir détruit les fongosités aussi bien dans le trajet fistulaire que sur l'os, soit avec la curette, soit au thermocautère, il faudra procéder à l'ablation de la portion d'os nécrosée qui entretient la suppuration.

S'il existe un séquestre mobile, on se contentera de l'enlever; si au contraire le séquestre est superficiel, mais non entièrement libéré, il faudra, avec la gouge et le maillet, circonscrire et extirper toute la portion d'os qui est en voie de mortification. Si le séquestre est profond, invaginé, il faudra le libérer avec la gouge et le maillet.

Le séquestre enlevé il restera une cavité plus ou moins

grande selon les cas. Cette cavité sera soigneusement curetée et nettoyée.

Cela fait, il faudra la combler. Le meilleur procédé pour atteindre ce but, celui qui nous semble le plus recommandable et le plus sûr au point de vue des résultats obtenus, paraît être celui employé par M. le professeur Forgue dans presque tous les cas d'ostéomyélite avec ablation de séquestres, et qui peut se résumer en ces mots : substituer à une cavité plus ou moins profonde déterminée par l'ablation de l'os nécrosé, une surface absolument plane sur laquelle on puisse rabattre directement les parties molles. Pour atteindre ce but, on enlève avec la gouge et le maillet, ou mieux encore avec la pince-gouge de Nélaton strictement tous les bords de la cavité osseuse, jusqu'à ce que l'on n'ait plus sous les yeux qu'une surface plane se continuant avec le reste de l'os. Sur cette surface osseuse on rabat et on suture le périoste s'il n'avait pas été détruit, on applique les parties molles et la peau. Les résultats obtenus par cette méthode sont excellents, les chances de suppuration sont réduites au minimum, puisque l'on supprime une cavité qui peut devenir plus ou moins le réceptacle de nombreux microbes et entretenir de ce fait l'infection et la suppuration. C'est par ce procédé qu'a été traitée la malade de notre première observation.

Ainsi donc, dans la grande majorité des cas, alors que la lésion aboutit à la suppuration, la règle de conduite thérapeutique est la suivante :

1° Incision profonde allant jusqu'à l'os et suivie de grattage de la face profonde du périoste et de la surface extérieure de l'os.

2° Si la guérison tarde, s'il persiste une fistule, l'intervention devra être plus complète : elle consistera dans la trépanation de l'os ou dans l'ablation de la partie osseuse malade.

Un second problème est encore à résoudre au point de vue

du traitement : Y a-t-il indication à opérer les cas d'ostéite post-typhique lorsque, comme chez notre malade, la fistulisation ne s'est pas produite, et surtout lorsque le foyer n'est pas le siège de douleurs spontanées bien vives ? N'est-on pas en droit d'espérer que la guérison surviendra sans qu'il soit nécessaire de trépaner ?

Nous pensons avec bon nombre d'auteurs qu'il est préférable d'intervenir toutes les fois qu'il existe après plusieurs mois une tuméfaction dure, douloureuse à la pression. La douleur à la palpation prouve, comme nous l'a montré notre malade, qu'il y a du pus dans le canal médullaire. Or, laisser ce pus, même amicrobien, dans un os, c'est exposer le malade, s'il a une grippe, une furonculose, une colibacillose, une infection générale quelconque, si brève qu'elle soit, à faire une rechute sous forme d'une ostéomyélite grave ; et cette ostéomyélite nécessitera une intervention autrement sérieuse et demandera un délai de guérison bien plus considérable que le petit foyer résiduel d'ostéite typhique.

En outre, si dans ces cas d'ostéites post-typhiques à marche lente et sans suppuration bien apparente, on rencontre, le plus souvent à l'intervention, une zone éburnée très épaisse comblant presque entièrement la cavité médullaire, il arrive quelquefois cependant que l'infection subaiguë ou chronique arrive sans suppuration apparente et sans fistulisation à la formation de séquestres plus ou moins étendus, ainsi que cela s'était produit dans le cas que nous publions, qui se recouvrent d'une couche d'os nouveau, très dur, d'origine périostique et qu'il serait dangereux d'abandonner ainsi.

Ainsi donc dans ces formes chroniques d'ostéopériostites typhiques, l'indication opératoire s'impose nettement et elle doit être proposée au malade, même si les douleurs ou l'impotence fonctionnelle ne l'obligent pas à la réclamer énergiquement.

Quand il s'agit d'une simple ostéite éburnée, on trépane et on enlève la zone osseuse malade en dépassant ses limites ; s'il y a un séquestre on procède à son ablation. On curette largement la cavité médullaire qu'on peut toucher au chlorure de zinc. Mais on doit dans les deux cas terminer l'opération en substituant à la cavité osseuse que l'on a ainsi créée, une surface plane par le procédé que nous avons indiqué précédemment.

CONCLUSIONS

Les complications osseuses sont une des plus fréquentes parmi les complications de la dothiénentérie.

Elles surviennent pendant la convalescence et se montrent de préférence chez les jeunes gens dont la croissance n'est pas achevée.

Ces accidents osseux reconnaissent pour cause la localisation d'une infection sur l'os.

A ce sujet, au point de vue pathogénique, on distingue actuellement trois grandes formes d'ostéopériostite typhique :

1° Une forme due au bacille d'Eberth absolument pur.

2° Une forme, bien plus rare, qui est due au bacille d'Eberth associé à des microbes pyogènes vulgaires ; le bacille d'Eberth ayant dans ces cas commencé l'inflammation et préparé le terrain sur lequel viendront agir plus fortement des microbes très actifs tels que le staphylocoque, le streptocoque, le coli-bacille. Ce sont ces formes mixtes dans lesquelles on retrouve souvent la symptomatologie et la gravité toute spéciale de l'ostéomyélite des adolescents.

3° Une forme due à des microbes d'infection secondaire absolument purs. Peut-être ces formes peuvent être rattachées aux précédentes, le bacille d'Eberth, peu virulent, existant au début, mais ayant ensuite disparu pour céder la place au microbe nouveau venu.

Au point de vue anatomique, l'ostéopériostite post-typhique, qui se localise surtout sur la diaphyse des os longs peut présenter des degrés bien différents :

1° La fièvre typhoïde produit très souvent des périostites qui peuvent être purement congestives, suppurées ou productives, donnant naissance à la forme hypérostosique.

L'os compact est le plus rarement atteint et quand il l'est, il peut être le siège de deux processus différents :

Tantôt il s'agit d'un processus d'ostéite condensante donnant naissance à l'ostéopériostite éburnée typhique.

Tantôt il s'agit d'un processus d'ostéite raréfiante. La marche des lésions peut être dans certains cas absolument analogue à celle que l'on observe dans l'ostéomyélite des adolescents ; on aboutit à la formation d'un séquestre plus ou moins étendu qui dans certains cas entretient des suppurations persistantes. Cette forme est relativement rare.

Au point de vue clinique, nous distinguons seulement trois formes :

a) Une forme rhumatoïde ;

b) Une forme aiguë suppurée ;

c) Une forme chronique pouvant aboutir selon les cas : 1° à la suppuration et la formation de séquestres ; 2° à la production d'hypérostoses, d'exostoses.

Pour le traitement on se basera surtout sur l'étendue des lésions.

Incision de l'abcès périostique aussitôt qu'il sera formé, suivie, s'il y a du pus dans le canal médullaire, de la trépanation de la diaphyse.

Quand il y a formation d'un séquestre, il faut procéder à son ablation, qu'il y ait ou non fistulisation. On comblera la cavité creusée par cette ablation par le procédé qui consiste à substituer à une cavité une surface plane par abrasion des bords de cette cavité.

INDEX BIBLIOGRAPHIQUE

ACHALME. — Société de biologie, 1890.

ACHARD. — Semaine médicale, 1800.

ACHARD et BROCA. — Gazette hebdomadaire, 1800.
— Société médicale des hôpitaux, novembre 1893.

BONCOUR. — Gazette des hôpitaux, 1890.

BOSNIÈRES. — Thèse Paris, 1893.

BOUCHARD. — Quatrième leçon du cours de pathologie générale, 1800.

GATRIN. — Société médicale des hôpitaux.

CHANTEMESSE. — Article Fièvre typhoïde du traité de médecine Charcot, Bouchard, Brissaud.

CHANTEMESSE ET WIDAL. — Bulletin de la Société médicale des hôpitaux, 1893.

CORNIL ET PEAN. — Bulletin de l'Académie de médecine, 1891.

DEHU. — Thèse Paris, 1893.

DUCLOS. — Thèse Paris, 1895.

DUPONT. — Thèse Paris, 1804.

EBERMAIER. — Deutsch Arch. für klinische Medicin, 1889.

FORGUE ET RECLUS. — Thérapeutique chirurgicale, t. I.

GANGOLPHE. — Maladies infectieuses et parasitaires des os.

GARDIOL. — Thèse Montpellier, 1904.

HELFERICH. — Berlin klinische Woschensch., 1890.

HUTINEL. — Thèse d'agrégation, 1883.

JEANBRAU. — Montpellier médical, mars 1904.

KLEMM. — Meher für klinische Chirurg., 1893.

LACROIX. — Thèse Paris, 1901.

LANNELONGUE. — Congrès français de chirurgie, 1896.

LANNELONGUE ET ACHARD. — Acad. des sciences, 1890 et Soc. de Biol., 1890.

MAUCLAIRE. — Art. du Traité de chirurgie de Le Dentu et Delbet.

ORLOFF. — Watch, 1880.

PONCET. — Article du Traité de chirurgie de Duplay et Reclus.

POLAILLON. — Statistique et observations de chirurgie hospitalière, 1891.

ROXDE — Thèse Paris, 1880.

RUAIS. — Thèse Paris, 1889.

SAVATIER. — Thèse Paris, 1897.

SCHWARTZ. — Rev. gén. clin. et thérap., 1891.

SULTAN. — Deutsch. Medecin. Wochen., 1891.

TUFFIER ET WIDAL. — Soc. méd. des hôp., 1890.

WIDAL. — Soc. méd. des hôp., 1890.

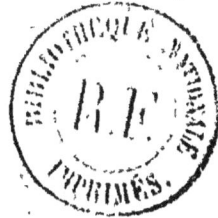

SERMENT

En présence des Maîtres de cette École, de mes chers condisciples, et devant l'effigie d'Hippocrate, je promets et je jure, au nom de l'Être suprême, d'être fidèle aux lois de l'honneur et de la probité dans l'exercice de la Médecine. Je donnerai mes soins gratuits à l'indigent, et n'exigerai jamais un salaire au-dessus de mon travail. Admis dans l'intérieur des maisons, mes yeux ne verront pas ce qui s'y passe : ma langue taira les secrets qui me seront confiés, et mon état ne servira pas à corrompre les mœurs ni à favoriser le crime. Respectueux et reconnaissant envers mes Maîtres, je rendrai à leurs enfants l'instruction que j'ai reçue de leurs pères.

Que les hommes m'accordent leur estime si je suis fidèle à mes promesses ! Que je sois couvert d'opprobre et méprisé de mes confrères si j'y manque !

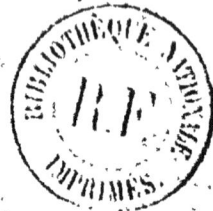

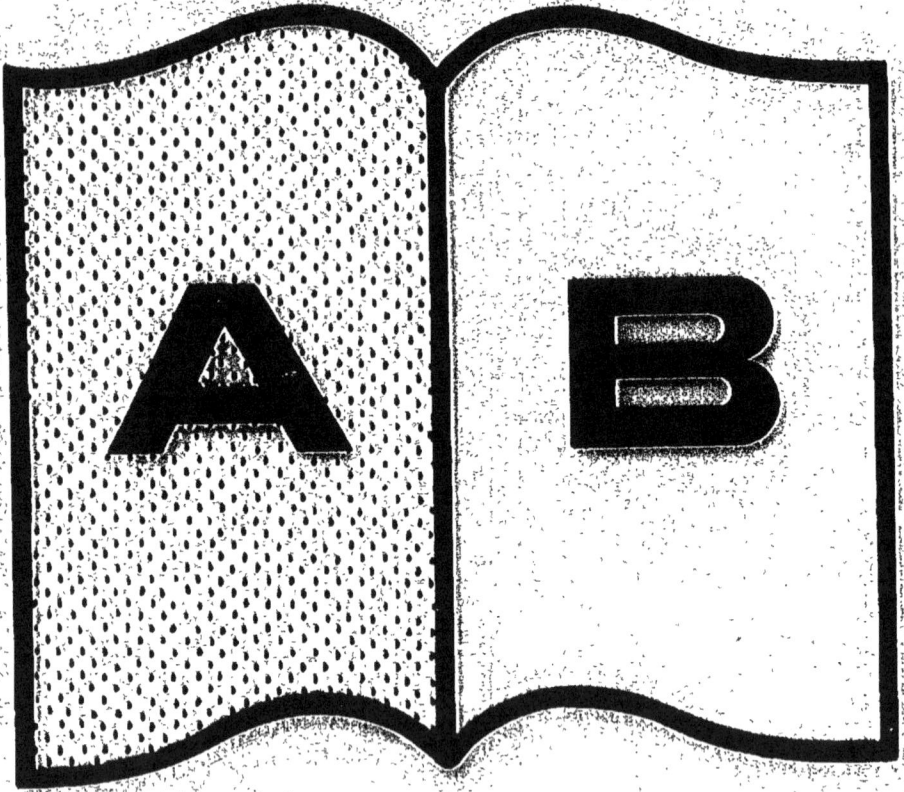

Contraste insuffisant
NF Z 43-120-14

www.ingramcontent.com/pod-product-compliance
Lightning Source LLC
Chambersburg PA
CBHW030928220326
41521CB00039B/1411